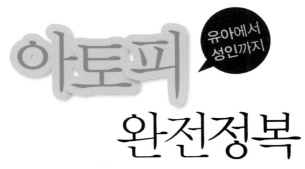

아토피 유아에서 성인까지

완전정복

화식면역요법으로 치료하자!!

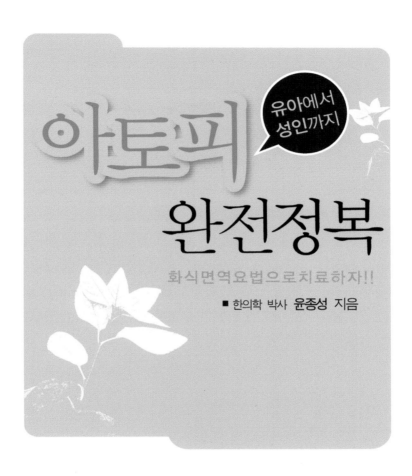

유아에서
성인까지

아토피

완전정복

화식면역요법으로치료하자!!

■ 한의학 박사 **윤종성** 지음

이담
Books

1987년 2월에 경희대학교 한의과대학을 졸업하고, 평소 친하게 지내던 선배님이 진료하시던 신창한의원을 이어받아 91년에 영등포에서 진료를 시작한 지도 어언 20여 성상이 지났다. 당시 나는 '질병이란 무엇인가?' 라는 화두를 가지고 고민하고 있었다. 결론을 간단히 말하면, 인간은 정신(마음)과 육체로 구성되어 있는바, 질병이란 육체가 주인인 정신(마음)에게 "나의 어떠한 부위에 문제가 생겼으니 그 문제를 해결해 주세요." 라고 말하는 것으로 인식했다. 주인인 본인도 모르는 것을 제3자인 내가 파악하기는 참으로 어렵고 힘들지만, 그래도 학교와 임상에서 배운 얄팍한 지식을 갖고 나름대로 성심껏 진료해 왔다고 생각한다.

현대는 지나치게 많은 정보가 제공되는 시대이고, 그중에는 올바른 정보도 많지만 잘못된 정보도 있어서 환자들은 혼란스럽기 마련이다. 양방과 한방 그리고 민간요법까지 동원하여 치료해 보았지만 효과를 보지 못하고 세월만 보내는 성인아토피 환자는 자신의 고통을 하소연할 곳조차 없다. 그러나 아토피는 더 이상 불치병이 아니며, 다만 치료하기 어려운 난치성 피부질환일 뿐이다. 지금까지 아토피의 원인은 정확히 밝혀져 있지 않지만, 구체적으로 어떤 원인에 의해서인지는 몰라도 인체의 면역기능이 교란되어 발병한다는 것이 밝혀진 이상, 교란된 면역기능을 조절해 준다면 아토피는 자연스럽게 치료될 것이다. 다만, 가려움으로 인한 환자의 고통과 2차적으로 발생하는 여러 문제들로 보호자 역시 많이 힘들것이다. 그렇지만 아토피 치료에 있어 가장 중요한 점은 반드시 나을 것이라는 신념과 확신이다. 일단 아토피가 발병하고 나면, 쉽고 빨리 치료된다는 다양한 방법에 현혹되지 말고, 당장은 힘들고 고통스럽더라도 절대로 포기하지 말고 끝까지 힘을 내야 한다. 고진감래(苦盡甘來)라는 말이 있듯이······.

유·소아아토피는 물론, 성인아토피까지도 분명히 치료할 수 있다. 한의학은 질병을 국소적으로 보지 않고 인체 내부의 어떠한 문제로 발병했는가를 살펴서 부조화한 병리체계를 조화롭게 조정해서 음양(陰陽)의 조화를 이루어 치료하는 조화(調和)의 의학이며, 인체를 해부하거나 부위를 나누지 않고 있는 그대로의 전신 증상을 관찰하여 질병을 판단하고 치료방법을 강구한다. 이러한 전체적인 질병관은 성인병과 난치병에 특히 효험을 발휘하는 경우가 많다. 그중에서 본 필자는 아토피나 건선 같은 난치성 피부질환에 관심을 갖고 연구하며 치료에 임하면서 나름대로 하나의 길을 찾았다.

과연 아토피가 치료될까? 더구나 성인아토피가?

희망이 있다. 아토피 치료가 어려운 것은 확실한 원인이 밝혀지지 않은 까닭이다. 아토피의 원인은 대단히 많지만 크게 나누어 유전, 환경, 음식 등으로 분류할 수 있다. 그 가운데서 유전과 환경은 환자 개인의 힘으로 조절할 수 없는 부분이고, 단지 음식만은 스스로 조절이 가능하다고 여겨 화식(火食)을 위주로 하는 <화식면역요법>을 주창하고 임상에 적용해 온 결과, 탁월한 효과를 확인하였다. 그 내용을 ≪2007년 전국한의학학술대회≫에 임상 논문으로 발표하였다. 비록 중증 성인아토피라고 할지라도 <화식면역요법>에 따라 면역기능을 조절해 주는 한약과 보조적인 외용보습제 그리고 화식식이요법의 3요소를 철저히 이행하면 3가지 요소가 유기적으로 작용하여 점차 면역체계가 안정되면서 피부가 정상으로 회복되어 가는 희열을 느낄 수 있을 것이다. 물론 그 과정이 순탄치만은 않으며, 특히 스테로이드의 신속한 효과에 매료되어 고농도의 강력한 스테로이드제제를 많이 사용했던 사람은 그만큼 더 힘들고 고통을 받지만, 뽀얗고 부드러운 나의 피부를 상상하면서 참아 낸다면 승리는 나의 것이며 앞날에 새로운 인생이 열릴 것이다. 책의 내용은 다양한 아토피의 원인, 한방과 양방의 치료방법, 아토피 증상의 분류, 아토피의 관리와 예방방법, 다양한 치료 사례, 특히 화식면역요법에 대하여 자세히 설명하였다. 아토피에 관한 내용과 치료사례가 부족한 것은 사실이지만, 이 부분은 부족한 지면을 핑계 삼아 필자 스스로가 자위하고자 하며, 현재 한방과 양방을 포함하여 성인아토피를 정확히 치료하는 의료기관이 거의 없는 실정임을 감안하면 미약하나마 나름의 성과물이라고 생각한다. 이에 지난 20여 년간 아토피 건선 등 난치성 피부질환의 임상에서 얻은 나름의 경험을 아토피 치료의 과학적 근거와 함께 여러 사례까지 이 책에서 남김없이 소개했다.

하지만 "아무리 지혜로운 사람이라 하여도 여러 생각을 동시에 하다 보면 반드시 조그만 잘못 하나쯤은 있게 마련이다(智者千慮 必有一失)."
라는 말도 있듯이 하물며 필자처럼 우둔한 사람에 있어서는 더 말해 무
엇하랴! 그러므로 미흡한 점에 대해서는 독자 여러분의 너그러운 양해를
바라며, 부족하거나 잘못된 부분에 대해서는 발전의 계기로 삼도록 질
책해 주시기 바란다. 또한 아토피, 태열, 건선, 습진, 수족각화증, 한포진,
양진, 농가진, 박탈성피부염, 수포성표피박리증, 천포창 등 난치성 피부질
환으로 고통받고 계신 분들과 인연이 되어, 피부질환에 대한 예방과 치
료에 작은 도움이 되고 그분들이 새로운 인생을 찾을 수 있다면 필자는
무한한 영광으로 생각할 것이다.

흡족하지는 않지만 나름의 치료 노하우를 실어서 세상에 내놓게 되었
으니, 선조로부터의 인연으로 그동안 부족한 필자에게 많은 관심과 격려
를 해 주신, 이루 나열할 수 없이 많은 고마운 지인(知人)들께 지면을
빌려 감사의 말씀을 드린다. 또한 변함없는 사랑으로 가정을 지켜 주는
아내와 아이들 그리고 신창한의원 가족 모두에게 고마운 마음을 전한다.
그리고 누구보다도 그동안 나를 신뢰하고 끝까지 힘든 치료의 전 과정을
이겨 내신 환자분들께 진심으로 감사의 말씀을 드린다. 끝으로 미흡한
내용을 마다하지 않고 출판해 주신 한국학술정보(주) 채종준 사장님과
권성용 님께 심심한 사의를 보낸다.

바라건대, 하루빨리 아토피 없는 사회가 이루어지기를 기원하면서
4월 어느 토요일 늦은 오후 진료실 창가에서

|추천사(推薦辭)|

질병의 고통에서 벗어나려는 인간의 노력은 잠시도 쉼 없이 계속되어 왔지만, 질병도 계속 진화하여 과거에는 없던 새로운 질병들이 생겨나고 있다. 그중에는 환경의 영향으로 발생하는 아토피도 예외라고 할 수 없다. 아토피라는 말의 어원이 '알 수 없는', '애매모호한'이라는 그리스어에서 생겨났듯이 아직 그 원인이 정확히 밝혀져 있지 않다. 따라서 어느 증상이 아토피라고 단정 지을 수는 없고, 다만 가려움증의 호전과 악화가 끊임없이 반복하면서 극심한 고통을 주는 피부질환을 모두 아토피라고 보면 된다. 아토피성 피부염을 앓고 있는 환자는 옛날보다 수십 배 증가했으며, 증상도 현저하게 악화하여 중증화되어 있다. 원인이 밝혀지지 않았기 때문에 양방의 치료는 대증요법으로 사용하는 스테로이드를 이용하는 치료법이 대세이다. 스테로이드는 병을 치료하는 것이 아니라 증상을 억제할 뿐이지만, 효과는 대단해서 가려움증, 부종, 진물, 통증 등을 신속하게 억제하므로 자가면역성 질환은 물론 양방의 거의 모든 치료에 이용되어 일시적으로 증상을 억제하지만 약효가 떨어지면 증상이 다시 악화되곤 한다. 그 신속하고 강력한 효과에 빠져 반복적으로 사용하면, 부작용으로 당뇨, 고혈압, 녹내장, 백내장, 위궤양, 골다공증, 골

괴사 등 다양한 합병증을 일으키며, 부작용으로 목숨을 잃는 수도 있다. 견딜 수 있으면 사용하지 않고 극복해야만 하지만, 약물에 의해서 직접적으로 사용하지 않아도 오염된 주위의 생활환경과 먹을거리로 인하여 간접적으로 인체에 축적되는 것이 문제이다.

그러면 '현재의 오염된 환경 속에 살면서 어떻게 하면 아토피가 예방되며, 악화시키지 않고 치료될 수 있을까? 어떻게 하면 스테로이드 연고를 사용하지 않고 극복할 수 있을까? 어떤 것을 조심하면서 생활해야 하는가?'라는 궁금증이 생길 것이다. 그 해답을 윤종성 박사가 이 책에서 제시한다. 먼저 아토피의 발병 원인에 대하여, 왜 그 내용이 발병과 악화의 원인이 되는지를 자세히 설명하였으며, 아토피와 알레르기의 차이점과 한방과 양방의 치료방법의 차이를 알려 준다. 또한 아토피를 나이와 증상에 따라 분류하고, 아토피의 일반적인 예방과 치료관리의 요령에 대하여 설명되어 있는데, 여기까지는 다른 일반적인 아토피 관련 책들과 비슷한 내용이다. 이 책의 핵심은 <화식면역요법>에 대한 설명으로 다양한 임상경험을 토대로 아토피의 치료과정과 치료단계, 음식의 관리방법과 주의사항에 대하여 꼼꼼히 설명되어 있다. 또한 <화식면역요법>으로 치료한 임상을 토대로 통계를 내어 ≪2007년 전국한의학학술대회≫에 논문으로 발표했으며, 지금까지는 제대로 된 치료법이 없던 성인아토피까지 치료했다는 사실이 놀랍다. 사실 성인아토피 환자는 온갖 난무하는 치료방법들을 두루 섭렵하고도 치료가 안 된 난치병 중의 난치병이라고 할 수 있다. 성인아토피가 치료된다면 유·소아아토피는 더욱 수월할 것이다.

아토피의 원인을 면역체계의 교란으로 파악하고, 면역체계를 바로잡기 위하여 치료과정에서는 화식을 강조하는 저자의 생각이 백번 옳다고 본다. 또한 치료 종료 후에는 거의 모든 음식을 먹을 수 있어야 한다는 의견도 옳다. 아토피의 고통으로부터 벗어나기 위하여 평생 화식을 하라고 하면 그것도 쉬운 일은 아닐 것이다.

"당신은 아토피에 대한 정확한 지식과 올바른 치료법을 알고 있습니까?" 이에 대한 해답을 이 책 ≪아토피 완전정복≫이 해 줄 것이며, 특히 이 책은 윤종성 박사의 실제 임상을 통하여 검증된 내용을 정리한 것이므로 적극적으로 추천하는 바이다. 아토피 병력을 갖고 있는 환자분들은 이제까지 알고 있던 아토피 치료와 관리의 지식을 모두 잊고, 새로운 치료방법인 <화식면역요법>을 적용하여 아토피 치료에 도전해 보시기를 권한다.

대한한방 알레르기면역학회 회장
경희대학교 한의과대학 교수 이진용

추천사(推薦辭)

　천식이나 알레르기성비염과 함께 환경성 질환의 대표격인 아토피성피부염은 뚜렷한 원인과 치료방법이 없이 최근 들어 계속 증가하는 골치 아픈 난치병이다. 전신이 마른 오징어처럼 극도의 건조감으로 인한 가려움증은 피가 나도록 긁어도 참을 수 없으며, 밤에는 잠도 제대로 자지 못해 비참할 지경이다. 아토피의 치료방법은 무수히 많아서 환자들을 혼란스럽게 한다. 처방의 종류가 많다는 것은 역으로 말하면 그만큼 치료가 어려운 난치성 질환임을 의미한다.

　아직 아토피는 근본적인 치료법이 없이 대증요법이나 무수한 민간요법이 난립하고 있으며, 한방의 치료도 확실하게 발표된 것이 없는 실정이다. 이렇게 원인도 모르면서 난무하는 치료법은 한방과 양방을 비롯하여 민간요법까지 셀 수 없이 많지만, 치료는 요원한 채 환자들만 기하급수적으로 증가하고 있다. 더구나 성인아토피는 2, 30년 이상을 고통받으면서 변화해 온 다양한 양상으로 인하여 사회적인 질환이 되었다. 뚜렷한 치료법이 없으면서, 언제 이 가려운 고통이 멈출지 모르는 답답함을 누가 알아주겠는가?

　몇 해 전 한의과대학 시절부터 절친했던 윤종성 박사가 아토피를 치료하고 있다는 말에 관심을 갖고 그 치료 기전과 방법에 대하여 심도 있게 토론한 적이 있다. **화식면역요법!!** 아직껏 원인이 밝혀져 있지 않은 아토피의 원인이 면역기능의 부조화라고 역설하면서 자신이 주장하는 <화식면역요법>으로 면역체계를 바로잡으면 치료할 수 있다는 이야기이다. 면역기능이 부조화한 아토피 환자가 생식을 하면 증상이 악화되므로 치료과정에서는 철저히 화식을 해서 독소가 없는 깨끗한 음식을 먹어야 된다는 주장에 의미 있는 의견이라고 생각하였다.

　오랜 연구 끝에 신창한의원의 윤종성 박사는 이번에 ≪아토피 완전정복≫이라는 제목의 책을 출간하였다. 저자는 이 책에서 아토피란 무엇이고 아토피 치료와 관리에 대한 올바른 방법은 무엇인가에 대한 대답을 하고 있다. 또한 저자는 '윤피청(潤皮淸)'이라는 한약을 사용하여 치료한 결과를 ≪2007년 전국한의학학술대회≫에 논문으로 발표하여 크게 인정을 받았으며, 아토피를 치료함에 있어서 화식을 해야 하는 과학적 근거와 여러 임상사례도 이 책에 소개했다. 아토피로 고통받는 환자들에게는 달콤한 소식이 아닐 수 없다.

　본초학을 전공한 본인으로서는 임상 내용에 대해서는 자세히 알지 못하나 오랫동안 지켜본 윤종성 박사는 매사에 성실하고 학구적인 자세로 쉬지 않고 연구하는 연구자이기도 하고 환자를 대함에 있어 진실한 마음으로 아픔을 함께하는 성실한 의사이기도 한 모습으로 항상 기억하고 있다. 따라서 이 책이 그동안의 윤종성 박사가 연구한 임상 방면에서 이룩한 노력의 성과인 줄 믿고 있다. 이 책은 저자의 의견대로 치료에

도전하여 아토피 없는 깨끗한 피부를 찾아서 제2의 인생을 만끽하기를
바라는 사람들의 좋은 길잡이가 될 것이며, 한의학적인 관점에서 아토피
치료의 좋은 치료법이라 생각하여 추천하고자 한다.

2010년 4월 13일
경희대학교 한의과대학 본초학교실 주임교수 김호철

|목 차|

01

아토피란

아토피성 피부염은 20년 전에 비해 몇십 배로 증가할 정도로 흔한 질병이 되었다. 기존의 알레르기 이론으로는 설명되지 않는 기이하고 이상한 피부 증세가 바로 아토피다. 아토피(atopy)의 어원은 그리스어로 '뜻을 알 수 없는', '애매모호한' 혹은 '부적당한'이라는 뜻으로 1925년 코카(Coca)라는 학자가 처음으로 사용하였다. 아토피는 말 그대로 뚜렷한 원인 없이 발병하여 호전과 악화가 반복되는 가려움증이 심한 난치성 만성 피부질환이다. 알레르기와 아토피는 면역계질환이라는 점에선 유사하지만 알레르기는 증상을 유발하는 특정한 원인물질이 있는 반면, 아토피는 특정한 원인물질이 없으면서도 알레르기와 비슷한 증상을 나타낸다는 것이다. 기존의 알레르기 이론으로는 설명되지 않는 이상하고 기묘한 증세가 아토피 피부염이다 보니 그만큼 치료가 어렵고 힘든 것이다.

일반적으로 신생아 시기에는 얼굴을 중심으로 진물 형태의 아토피가 시작되는데, 성장하면서 그 증상은 몸으로 나타나고 점차 거칠고 건조한 형태로 변해 간다. 또한 주로 팔꿈치 안쪽이나 무릎 뒤쪽 같은 접히는 곳에 병변이 심하게 나타나는 경우가 많다. 아토피를 흔히 '태열'이라 하여 어린 아이들에게만 나타나는 것으로 알고 있으나, 요즘은 성인에게서도 자주 발견된다. 2005년도 조사에 의하면 4년 전인 2001년보다 성인아토피가 13배나 증가했다고 하며, 앞으로는 성인아토피가 더욱 증가할 것으로 추정된다. 이러한 성인아토피는 국가 · 경제 · 사회적으로도 크나큰 손실이다. 청소년기에 공부하고 터득한 능력을 사회에 진출해서 펼쳐야 하는데, 사회활동이나 경제활동을 할 수 없을 정도의 중증 성인아토피 환자가 늘어나는 것은 국가적으로도 여러모로 손실이 크다. 사회 진출을 준비하는 대학생이나 가장 왕성한 사회활동이 필요한 30대가 삶을 포기하는 상황이 생기는가 하면, 노년기를 아토피의 고통 속에서 보내야 하는 노인들까지, 이제 아토피는 어린아이들만의 문제가 아니라 그야말로 '국민병'이라 할 수 있다. 이렇듯 성인아토피가 증가하는 원인은 유 · 소아기의 아토피를 제대로 치료하지 못하여 성인아토피로 발전하는 경우와, 과거에는 아토피가 없던 사람이 성인이 되어 갑자기 아토피가 발병하는 두 가지 원인 때문이다.

아토피라는 병은 발전하는 사회 환경으로 인해서 더욱 증가될 수밖에 없다. 아토피 피부염은 6, 70년대에 비하여 수십 배로 증가할 정도로 흔한 질병이 되었으며, 특히 80년대에 국가 경제가 발전하면서 90년대 이후에 기하급수적으로 증가하고 있는데, 이는 생활환경과 먹을거리에 주요한 원인이 있음을 보여 준다. 최근 10년간 아토피나 천식 같은 환경성 질환은 급격히 증가하는 추세이며, 보건복지부의 '2005년 국민 영양조사'에 의하면 의사 진단에 의한 유병률은 2001년에 1,000명당 12명이었던 것이 2005년에는 91.4명으로 약 6.5배가 증가했으며, 2005년 대한소아알레르기호흡기학회에 의하면 서울 지역 초등학생의 아토피 피부염 유병률은 약 29%이고, 질병관리본부의 2007년 청소년 행태 온라인 조사에 의하면 전국 중고등학생의 아토피 피부염 유병률이 약 17%로 나타났다. 아토피가 발병하는 근본적인 원인은 결국 오염된 생활환경에 인간이 적응하지 못하고 있다는 증거이며, 특히 신체적 기능들이 선천적으로나 후천적으로 약해졌을 때 누구에게나 찾아올 수 있는 질병인 것이다. 따라서 아토피를 초기에 치료 관리하는 것은 매우 중요하다. 초기에 치료를 정확히 한다면 아토피가 악화되는 것을 막을 수 있지만, 아토피 치료의 지나친 상업성은 많은 환자들을 혼란 속에 빠뜨려 치료를 더욱더 어렵고 힘들게 만든다. 특히 국내적으로는 80년대에 국가경제가 발전하면서 음식물이나 흡입성 물질에 대한 반응으로 알레르기성비염, 기관지천식, 아토피성피부염 등의 환경성 질환이 증가하여 많은 사람들이 고통을 받고 있다. 한편, 2005년 10월 국회 환경노동위원회의 국정감사장 증언대에서 아토피를 앓고 있는 아이의 엄마가 아토피 아이를 키우면서 그 가족이 겪는 고통을 생생하게 증언함을 계기로 아토피성피부염은 '단순한 피부병'이라는 인식이 지배적이었던 사회 분위기를 '심각한 환경병'으로 전환시키는 계기가 되었다.

아토피 피부염의 원인은 아직 정확히 밝혀져 있지 않으나, 일반적으로 환경과 음식 및 유전적 소인이 복합적으로 작용하여 발병하는 것으로 면역계 기능과 관련되어 발병하는 질환으로 인식되고 있다. 그 외에 건조한 피부, 정상인에 비해 쉽게 가려움증을 느끼는 피부, 세균·바이러스·곰팡이 등에 의한 감염, 정서적 요인 등이 서로 복합적으로 작용하여 일어나는 것으로 보인다. 이렇듯 환경병의 대표적 질환인 아토피는 병증에서 그치지 않고 잦은 재발로 인한 의료비 부담 증가, 정상적인 학업 및 사회활동 제약, 심할 때는 우울증과 대인기피증, 자살 충동이나 자살 등 사회적·정신적 장애를 동반하기 때문에 더욱 고통스럽다.

아토피는 피부에 외용치료제를 발라서 치료되는 병이 아니며, 결국 환자 자신의 면역기능이 얼마나 건강한 상태로 만들어지느냐에 따라 좌우된다. 잘못된 생활습관인 줄 알면서도 그 삶 속에서 벗어나지 못하는 안타까운 환자들과 치료법이 없어서 마냥 방치해 온 중증 환자들, 아기나 아이의 초기 아토피를 제대로 알고 치료하지 못해서 자신 때문이라며 울고 있는 어머니들을 볼 때는 마음이 많이 아프다. 안타깝게도 이런 고통을 받는 사람들은 현대사회에서 갈수록 늘어만 가고 있다.

다시 한 번 강조하지만 아토피는 단순한 피부질환으로만 보아서는 안 되는 어려운 질병이고, 자가면역질환의 일종으로 면역계의 비정상적인 반응과 그 연쇄적인 부작용에 따른 복합적인 면역계질환이다. 현재 서양의학적인 치료는 스테로이드제와 항히스타민제를 사용하여 치료하는데 스테로이드는 '양날의 칼'과 같아 전적으로 이를 권장하고 싶지는 않다. 아토피를 치료하려면 먼저 주변 환경과 먹을거리에 신경을 쓰면서 아토피에 대한 올바른 이해와 장기적으로 자신을 컨트롤하고, 자신의 몸을 알아 가고 개선해 나가려는 노력이 아토피를 호전시키고 예방하는 길이다.

02

아토피의 원인

주지하다시피 아토피는 단순히 피부질환이라고 말하기는 어렵다. 유전적 배경에서부터 음식에 대한 알레르기, 면역학적 이상, 피부 장벽의 이상, 환경적·사회적 인자 및 심인성 요인 등이 복합적으로 연관되어 있기 때문이다. 또한 여러 분야에서 아토피 증상이 나타나는 원인에 대한 주장이 서로 다르기는 하지만, 문제는 여러 원인들 중에서 한 가지 원인만 제거되면 아토피가 치료되는 것으로 오인하는 경우가 종종 있다는 것이다. 아토피는 아직 그 원인이 규명되어 있지 않은 난치성 질환으로 위에서 언급한 여러 원인이 복합적으로 작용하기 때문에 치료가 어려운 질환이다. 이제 아토피를 유발하는 원인들을 찾아보고 그 내용을 살펴보는데, 아토피를 유발하는 원인들은 동시에 아토피의 악화 요인이기도 하다.

1) 환경적 요인

a. 공기오염

대기라는 것은 우리가 365일 빼놓지 않고 매일 숨 쉬고 생활하는 데 필수 불가결한 요소이다. 우리가 숨 쉬는 공기는 대류권이라는 대기에 들어있는 공기이다. 산소, 이산화탄소, 질소, 아르곤과 같은 다양한 기체들이 복합적으로 공기를 구성하는데 오존층의 파괴로 자외선이 직접적으로 우리 피부로 투과된다. 그런 대기가 오염되어 있다면 어떠하겠는가? 더군다나 공장의 매연, 자동차의 배기가스와 봄철에 발생하는 중금속 덩어리인 황사 등으로 피부는 더욱 자극되고 손상을 입게 된다. 대기의 오염은 피부질환의 발생에 광범위하게 영향을 미치지만 많은 사람들이 간과하고 있는 부분이다.

대기오염의 원인은 자동차 배기가스가 주요 원인이며, 2002년~2004년까지 국내 대기오염 자료에 의하면 국내 7대 도시에 거주하는 인구 중 미세먼지 초과 지역에 살고 있는 사람은 약 20%로 나타났다. 더구나 오존과 이산화질소의 대기환경 기준치 초과 지역에 사는 인구는 국내 7대 도시에 거주하는 사람의 약 92%가 오존 노출 지역에 살고 있는 것으로 나타났다. 정말로 심각한 상황이 아닐 수 없다.

요즘은 건물 안 소위 밀폐된 공간에서 생활하는 경우가 참 많은데, 이처럼 건물 안에 있는 실내공기가 오염되면 환경 그 자체가 위험이 될 수 있다. 현대 사람들의 80% 이상이 실내에서 생활하고 있으며, 실내공기를 오염시키는 요소는 다양하다. 여러 사람들이 함께 생활하기 때문에 오염된 공기를 인식하지 못하고 지내는 경우가 아주 많은데 실내 · 외 공기의 순환을 차단하기 때문이다. 여름에는 에어컨을 틀기 위해, 겨울에는 난방을 위해 문을 닫아 실내·외 공기가 소통되지 않기 때문에 실내 공기에는 각종 오염 물질이 못 나가고 쌓이게 되는 것이다. 밀폐된 공간에 한동안 머물러 있을 때 산소가 부족해져 머리가 띵해지는 현상인 '군집독'이나 실내 인테리어에 쓰이는 각종 해로운 화학 물질은 환기하지 않으면 실내에 축적되어 심각한 상황을 유발한다. 이산화탄소의 농도는 실내 공기 오염 정도를 판단하는 지표이며, 실내 공기 오염을 해결하는 가장 좋은 방법은 바로 환기를 자주 하는 것이다.

b. 환경오염

먼저 알레르기 반응을 증폭시키는 환경오염 물질로는 각종 해로운 화학 물질과 오존, 이산화질소, 아황산가스 내독소(內毒素) 및 디젤연소분진과 간접흡연도 크게 작용한다. 각종 합성세제와 화학섬유 외에도 화학약품으로 처리된 종이와 플라스틱 용기와 음식물을 담는 스티로폼(Styrofoam)까지 우리가 사용하는 다양한 생활용품들에서 화학 물질이 나오고 있다. 생활환경과 작업환경에 의해 의류와 먼지의 자극에 의해서 가려움이 심해지고 긁으면 표피가 벗겨지고 출혈이 생기며 2차 감염이 될 수 있다. 피부의 건조 정도가 심하고 팔·다리가 접히는 부분이 가려우면서 이마·목·눈 주위에 두꺼운 습진이 생기며 피부가 벗겨지기도 한다. 생활습관에서 주목해야 할 점은 피부의 건강과 관련된 문화적 발달에서 그 원인을 찾아야 한다는 것이다. 우선 피부에 직접 작용하는 세제는 보건위생의 입장에서 보면 필수적인 생활용품에 해당한다. 참으로 다행스러운 것이 세제가 개발된 이후에 인류는 많은 전염성 질환을 예방할 수 있었다는 것이다. 그러나 불행하게도 이러한 세제를 과도하게 사용하다 보니 피부가 약해지는 결과를 낳게 되었다. 의복 세탁 시 세제를 과다하게 사용하여 세탁 후에도 의복에 남은 아주 적은 양의 화학세제 성분은 옷을 입었을 때 피부에 작용하여 피부의 방어기능을 점점 약화시켜서 결국은 피부의 저항력을 떨어뜨리고 나아가 면역력을 저하시킨다.

화학 물질에 대한 규제는 1970년대부터 이루어지고 있지만 21세기인 현재까지 유해 화학 물질로 인한 피해 사례는 끊임없이 발생하고 있으며, 특히 화학 물질의 심사나 평가가 엄격하지 않은 과거부터 지속적으로 사용되어 온 기존 화학 물질로 인한 피해사례가 많이 보고되고 있다. 대표적인 유해 화학 물질로는 내분비계 장애물질, 잔류성 유기오염물질, 중금속 등을 들 수 있으며, 특히 중금속인 수은의 유해한 위험성은 날로 증가하고 있다. 2005년도 국민 영양조사 결과에 의하면 국내 평균은 $4.34\mu g/L$(남자는 $5.01 \mu g/L$, 여자는 $3.76\mu g/L$)로 측정되어 미국의 $0.42{\sim}2.76\mu g/L$과 독일의 $0.29{\sim}0.91\mu g/L$에 비해 월등히 높은 것으로 나타났는데, 이는 생선 섭취량에 비례하여 혈중 수은 농도가 증가하는 것으로 밝혀졌다. 이러한 유해 화학 물질 관리의 문제점은 수만 종의 화학 물질 중 독성 데이터를 보유하고 있는 것은 몇백 종류밖에 안 될 정도로 화학 물질의 독성 자료가 압도적으로 부족하며, 현재의 화학 물질 관리법이 제정되었을 때 이미 사용되던 2만여 종의 기존 화학 물질에 대해서는 독성 자료의 신고 의무가 없었고, 더구나 이후의 안전 점검 작업도 지지부진했기 때문이다. 즉 우리는 안전을 확인하지 않은 채 이들 화학 물질을 대량으로 제조하여 사용하고 있기 때문에 피해를 미연에 방지하기가 어렵다. 또한 화학 물질의 영향은 대단히 복잡하므로 장기적이고 복합적인 영향을 과학적으로 입증하기가 대단히 어렵다는 점이 화학 물질 관리의 문제점 중의 하나이다. 그리고 현행 제도 안에서는 화학 물질을 관리하는 정부 부처마다 부서에 따라 일관성이 없고 '틈새'도 생길 수 있으므로, 다양한 화학 물질을 정확히 관리하려면 통일된 전략 아래 관계 부처가 상호 연계하여 관리 정책을 종합적이고 계획적으로 실시할 필요가 있다고 생각한다. 그나마 다행인 것은 환경부가 국내의 신규 화학 물질에 대한 유해성 심사 항목을 6개에서 9개로 확대하는 내용을 담은 시행령과 규칙의 개정안을 입법 예고한 점이다. 즉 급성독성, 유전독성, 녹는 점, 끓는 점 등 기존의 유해성 심사 항목 6개 외에 추가로 신규 화학 물질의 유해성 심사 항목에 피부자극성·안구자극성·피부과민성 등 아토피 같은 환경성 질환과 관련된 항목을 3개 추가시켰다. 아직은 국제협력개발기구(OECD) 수준의 13개에는 못 미치지만 9개 항목으로 늘어난 것은 그나마 다행스러운 일이다.

또한 주거환경에 따른 생활 속의 유해한 화학 물질도 문제이다. 2005년 기준으로 국내 주택 중에서 아파트가 차지하는 비중이 50%를 넘어서고 있으며, 실내소독은 전염병예방관리법에 의해 관리되고 있으나, 실외소독의 경우는 적용되는 법이 없는 실정이다. 따라서 주민들은 언제 무슨 소독약을 살포하는지, 주의사항은 무엇인지를 제대로 알 수 없다. 더구나 대부분 소독하는 회사가 영세한 업체로 실적을 위해 고독성 농약이 살포되고 있으며, 학교 주변의 실외소독도 상황은 비슷하다.

그리고 현대에는 생활 습관상 세제를 사용하는 샤워나 세안을 너무 자주 하기 때문에 피부의 각질층을 약화시킬 수 있는 다양한 방법의 목욕문화를 가지고 있으며, 특히 목욕 시 때를 미는 습관은 피부의 각질층을 벗겨 내게 되어 피부의 기능을 약화시킨다. 만일 이러한 악순환을 거듭하는 경우 아토피성 피부염은 절대로 호전되지 않는다. 그렇다고 세제를 전혀 사용하지 않을 수도 없으니 난감한 문제다. 무엇보다 각종 세제나 화장품류에 주성분으로 들어가는 황산염 같은 석유화학계의 계면활성제(界面活性劑, Surfactants)를 주성분으로 함유하는 샴푸와 목욕용품은 시판하는 유명 브랜드의 저가 대용량 제품 거의 대부분에 계면활성제가 함유되어 있다고 보면 된다. 또한 고가로 판매되는 식물성 샴푸들도 근본적 문제인 계면활성제(界面活性劑, Surfactants)의 함량은 그대로이면서 소량의 허브추출물을 첨가한 후에 식물성 제품으로 광고하는 것은 문제이다. 샴푸의 일반적인 성분 구성 비율을 보면, 물이 50~60%, 계면활성제는 30~35%, 기능성 첨가제(중화제, 방부제, 색소, 향료 등)가 3~5%로 구성되며, 고급제품인 경우에 허브 추출물이 1~3% 정도 포함되고, 특히 비듬을 제거하는 기능성 샴푸들은 더욱 유해한 화학 물질을 포함하는 경우가 대부분이다. 석유화학계의 계면활성제를 아무리 소량 함유한다고 해도 샴푸나 세제는 현대인들이 매일 사용하는 제품으로 그 피해를 간과할 수 없으며, 실제로 본인의 피부를 건성이나 민감성 피부로 생각하는 사람들이 대부분이다. 이러한 유해성 때문에 근래에 석유화학계 계면활성제 대신에 코코넛이나 야자 등에서 추출한 천연 성분의 계면활성제(코코넛오일이나 팜유)를 사용하기도 하는데 대단히 고무적인 일이며, 다만 석유화학계 제품에 비하여 거품이 적고 가격이 높은 것이 문제이지만 피부 건강을 생각하면 선택의 여지가 없다. 천연성분이 함유된 계면활성제는 이러한 장점에도 불구하고 원료의 가격이 석유화학계 계면활성제에 비교하면 5~10배나 고가이기 때문에 대중화가 힘들었지만, 요즘에는 웰빙 효과로 천연성분의 세제를 선택하는 사람들이 많이 증가했다. 이러한 천연성분의 계면활성제가 함유된 세제는 민감하고 손상된 피부에 자극 없이 세정이 가능하며, 특히 건성피부로 가려움증이 있는 아토피성 피부나 가렵고 각질이 생기는 지루성 두피와 탈모, 유아용 세제로는 아주 적격이다.

같은 차원에서 화장품도 만만하게 볼 상대가 아니다. 화장품은 대체로 파우더로 된 화장품, 로션 및 크림 타입으로 된 화장품, 클렌징 제품, 색조 화장을 위한 제품 등을 들 수 있는데 소아에게 많이 사용되는 화장품은 로션이나 크림에 해당된다. 이런 제품들은 연한 아이의 피부를 보호하는 목적으로 개발되었지만 아토피성 피부염에 도움이 된다고 할 수는 없다.

또한 시멘트 구조물은 습도조절이 쉽지 않아서 생활환경을 건조하게 하는데, 이것이 아토피성 피부염을 유발하는 인자가 될 수도 있다. 이 외에도 새 책, 새 장난감, 새 가구, 새 옷 심지어는 신문 등 수많은 환경오염이 아토피를 유발하고 악화시킨다.

C. 새집증후군

건물을 구성하는 건축자재에서 각종 오염 물질이 발생하는데 대표적인 것이 새집증후군을 야기하는 시멘트이다. 신축 가옥이나 빌딩에 사는 사람들 중에서 현기증, 구토, 안통(眼痛), 가려움증 등 고통을 호소하는 경우는 건축 자재에 사용되는 포름알데히드나 휘발성 유기화합물, 라돈과 석면 등이 원인 물질인 것으로 알려졌다. 실내 공기 오염을 방지하기 위해서는 오염 물질에 대한 규제와 기준치 설정 등 적극적인 정책과 연구가 필요하며, 각 가정에서는 창문을 자주 열어 환기가 잘되도록 하는 것이 가장 손쉽고

확실한 대처 방법이라 할 수 있다.

　1999년 이후 국내에서 생산되는 시멘트 대부분이 각종 산업 쓰레기를 소각하여 만드는 재생 시멘트이기 때문에 유해 물질이 인체에 영향을 미친다는 것이 문제이다. 실제로 시멘트 안에 포함되는 중금속이나 발암 물질의 함량이 미국이나 일본 등 선진국은 물론이고 심지어 중국이나 인도보다도 높다. 소각용 산업 쓰레기에는 석면을 포함한 건축물의 폐자재, 폐오일, 폐타이어 및 감염성 병원폐기물과 탄약상자까지 전국에서 나오는 모든 쓰레기의 총집합이며, 심지어는 시멘트의 소각재로 사용하기 위해 폐고무와 폐타이어 등을 외국에서 수입하기도 한다. 시멘트에서 검출되는 유기용제는 발암 물질인 석면, 클로로벤젠, 클로로페놀, 디클로로메탄, 트리클로로메탄, 트리클로로에틸렌, 테트라클로로에틸렌, PAH, PCB, 염화다이옥신, 벤조푸란 등이 있으나, 현재 우리나라는 법적 기준이 없어 독극물 상자 속에서 사는 것과 같다. 시멘트 운반 차량에 쌓인 폐기물 분말을 분석하면 유리섬유와 유리가루까지 검출된다니 놀라지 않을 수 없다. 따라서 시멘트로 새로 지어진 아파트, 빌딩, 도로, 교량 등 건축물은 마감재를 아무리 좋은 친환경 천연 제품을 사용했다 해도 결국은 쓰레기 더미 속에서 거주하는 것과 같다. 이러한 사태가 벌어지는 이유는 환경부에서 법적인 기준과 목록을 제때에 마련하지 않고 있기 때문이다. 그러는 사이에 우리 아이와 이웃이 유해 물질과 독극물로 아토피와 건선 같은 난치성 피부질환이나 암으로 고통을 받는 것이다.

　건축물의 기초인 시멘트뿐만 아니라 건축물의 마감재로 사용하는 페인트, 접착제, 벽지, 플라스틱, 보온제, 가구 등 거의 모든 건축 자재가 화학적인 유해 물질을 함유하여 아토피를 악화시킨다. 요즘은 나무나 황토 같은 유해 물질이 적거나 거의 없는 천연 물질을 이용한 친환경 제품이 많이 출시되어 얼마나 다행인지 모른다. 그러나 아무리 마감재로 친환경 천연제품을 사용해도 근본적으로 건축물을 구성하는 벽과

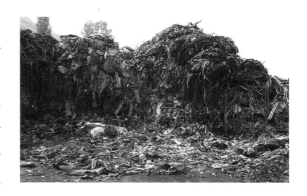

천정 및 바닥이 쓰레기 시멘트 덩어리임을 부정하지는 못할 것이다. 또한 과거의 황토 벽돌로 지은 집은 습도를 자동으로 조절해 주지만, 시멘트는 자동 습도 조절기능이 없어 실내 공기를 건조하게 유지하며 한겨울에도 반바지와 반소매로 지내는 지나치게 더운 난방도 문제이다.

만약 시멘트로 새로 지은 아파트로 이사한다면 환기를 자주 하여 실내에 쌓여 있는 유해 물질을 실외로 배출시켜야 그나마 도움이 된다. 추천할 만한 방법은 모든 창문을 닫아 밀폐시킨 후 난방을 강력하게 작동시키고 외출한 후, 적어도 2시간 전에 건강한 사람이 먼저 집에 도착하여 모든 창문과 현관문을 열어 유해 물질을 충분히 배출시킨 다음에 환자나 어린아이가 실내에 들어오도록 해야 한다. 이런 과정을 적어도 10여 회 이상 여러 번 반복할수록 유해물질이 배출되어 피부 건강에 유리하다. 실내에 쌓여 있는 유해 물질이 실외로 배출되고, 실외에 있던 자연의 맑은 공기가 실내로 유입되어야만 암이나 난치성 피부질환 및 호흡기질환 같은 자가면역성 질환을 예방하는 데 도움이 된다.

d. 집먼지진드기(헌집증후군)

주거환경의 관리를 위한 생활 개선 중 중요한 것은 집먼지진드기의 사체와 배설물이 호흡기관으로 유입되지 않도록 노력해야 한다는 것이다. 피부에 닿으면 가려움과 습진 등의 피부질환을 유발하고 아토피는 60% 이상이 이 때문에 발병한다고도 한다. 또한 헌집증후군이라 하여 오래되고 낡은 주거환경에서 발생하는 집 안의 먼지에 집먼지진드기가 기생하면서 발생하는 배설물과 진드기의 사체가, 인체의 호흡기관으로 흡입되어 알레르겐으로 작용하여 면역력을 떨어뜨려서 자가면역성 질환을 유발한다는 설(說)도 있다. 진드기가 서식하기 쉬운 환경을 개선해 주고, 진드기가 기피하는 초극세사로 만들어진 침구를 사용하는 것이 좋다. 어떤 의료인은 집먼지진드기가 아토피의 주된 원인이라고 하여 회피요법과 집먼지진드기에 대한 면역을 조절하여 아토피를 치료하고자 하는 사람도 있다. 물론 집먼지진드기도 아토피를 유발하는 원인 중의 하나이지만 보다 큰 원인은 개개인의 면역기능이 약하여 집먼지진드기의 사체와 배설물의 독소를 이겨 내지 못하는 것이 원인이다. 가령 6, 70년대 솜이불을 덮고 잠자던 시절에는 몇 년에 한 번 정도로 솜을 틀었으며, 추운 겨울이면 형제들끼리 솜이불 속에서 얼마나 장난치고 놀았던가? 게다가 나이 어린 동생이 이부자리에 오줌이라도 싸면 햇볕에 말려서 다시 덮고 살지 않았던가? 그 시기에 비교하면 현대는 집먼지진드기가 거의 없는 깨끗한 침대에서 항균 매트리스와 침구뿐만 아니라 진공청소기까지 동원하여 너무도 깨끗이 살고 있지만, 그 시절에는 거의 없던 알레르기성 질환이나 아토피가 창궐하고 있다.

또한 1989년에 'Strachan'이라는 학자는 최근 아토피 질환의 급격한 증가의 원인이 깨끗해진 환경위생과 가족 규모의 축소(핵가족화)와 연관되어 있다는 '환경위생가설(Hygiene Hypothesis)'을 주장했다. 그 내용은 형제자매가 없이 홀로 태어나는 현대의 아기는, 생후 초기에 세균이나 바이러스 등에 대한 노출 기회가 감소되어 면역 기능이 발달할 기회가 적기 때문에 알레르기성 질환의 위험성이 증가된다는 가설이다. 과거의 대가족 사회에서는 아기가 태어나면, 곧바로 여러 형제자매 및 조부모와 함께 생활하게 되므로 가족 간에 서로 감기나 기타 질병에 자주 감염되는 기회가 많아지며, 이들 질병을 이겨 내고 극복하는 힘을 키우면서 점차 면역력이 증가하여 면역체계가 안정되어 간다는 가설이다. 즉 생후 가능한 한 빠른 시기에 장내 세균총을 형성하는 것이 면역기능 체계를 확립하는 데 도움이 된다는 역설적 의미를 내포한다. 이런 면에서 결국 아토피의 가장 중요한 원인은 역시 환자 개개인의 면역기능의 문제라고 할 수 있다.

e. 컴퓨터 문제

현대인은 1인당 1대 이상의 컴퓨터를 소지하고, 각종 전자제품과 휴대폰 사용이 급증하는 시대에 살고 있다. 이러한 문명의 이기는 생활의 편리를 가져다주었지만 장시간 전자파의 영향으로 인한 건강문제는 아토피 환자뿐 아니라 일반인들의 건강에도 악영향을 미치고 있다. 주로 컴퓨터를 장시간 사용한 다음 날 아토피의 증상이 악화되고, 눈물이 말라 눈이 건조해지거나 얼굴에 열감이 많이 느껴지며, 밤늦게까지 컴퓨터 게임을 하다가 보면 수면시간을 넘기게 되어 불면증으로 진행된다는 점 등이 장시간의 컴퓨터 사용으로 인한 VDT 증후군을 일으킨다고 한다. 그럼 장시간의 컴퓨터 작업이 아토피에 왜 악영향을 미치는 것일까? 얼마 전만 하더라도 컴퓨터를 장시간 사용하는 이들은 프로그래머나 데이터 입력자에 한정되어 있었지만, 최근 컴퓨터와 대형 디스플레이의 보급과 함께 일반 사무원은 물론 일반인까지 컴퓨터 없이는 일을 할 수가 없을 정도이다. 또한 노트북, 핸드폰, PDP 등의 보급과 함께 외출 시 야외에서도 사용할 수 있게 되었으니 장시간 사용으로 인한 어깨 결림이나 피로 등을 호소하는 이들이 증가하고 있으며, 기타 내분비계 장애와 호르몬 분비의 이상, 면역력의 저하와 전자파 과민증 등은 전자제품 사용에서 방출되는 전자파와의 관계로 인식되고 있다. 전자파는 뇌를 자극해 뇌에서 분비되는 각종 호르몬의 생산에 영향을 미치고 내장(內臟)의 대사 장애를 일으키기도 한다. 이러한 전자파의 폐해뿐만 아니라 장시간 한자리에 앉아 컴퓨터를 사용하다 보면 손가락만 움직이고, 두뇌만 과도하게 사용해서 심각한 운동 부족 현상을 야기하므로 육체 건강의 악화를 초래한다. 또한 장시간의 컴퓨터 사용은 심각한 스트레스를 유발한다. 특히 인터넷 게임을 장시간 하는 경우, 상대와의 게임에서 매번 이길 수만은 없고, 계속해서 패할 경우 자리를 못 뜨고 심각한 스트레스 상태에 빠지게 된다. 실제로 외출할 수 없을 정도의 중증 성인아토피를 앓는 환자가 게임에서 매번 패하다가 스트레스로 모니터를 집어 던진 적도 있었다. 하지만 아토피 때문에 외출하기가 힘들어 집 안에서만 생활하느라 소일거리가 없으므로 소일을 위해 컴퓨터를 다시 구입한 경우도 있었다. 컴퓨터는 특히 호르몬 분비가 왕성한 어린이에게 더욱 악영향을 미친다.

결국 장시간의 컴퓨터 사용은 전자파, 운동부족, 스트레스 등으로 인하여 아토피를 악화시킨다고 볼 수 있다. 가능한 한 컴퓨터를 적게 사용해야 하고, 불가피한 경우라도 30분 내외로 짧게 사용하고 잠시 휴식을 취한 후에 다시 사용하는 방식으로 여러 번 반복해서 사용해야 한다.

f. 토양 문제

좁은 의미의 토양오염은 '농경지의 토양오염 방지 등에 관한 법률'에 의하면, '특정유해 물질로 지정된 카드뮴이나 구리 및 비소의 오염'을 말하는 것으로 중금속이나 유해 화학 물질이 토양을 오염시키는 것을 의미한다. 토양오염은 작물 수확량 감소와 농작물 오염의 원인이 되지만, 광범위하게는 중금속류가 토양에 흡착·축적되어 농작물을 통하여 사람이나 동물의 체내에 흡입되어 건강을 해친다. 토양오염 물질로는 카드뮴, 구리, 비소, 수은, 아연, 납, 망간, 니켈, 크롬, 몰리브덴 등의 중금속류가 있다. 토양오염의 주된 원인은 산성비와 봄철의 황사, 유해한 화학성분이 포함된 대기 오염 물질이 비와 함께 토양으로 내리거나, 특히 광산이나 제련소와 근접한 지역에 있는 농지의 경우 중금속 유해 물질로 인한 토양오염이 심각하며, 최근에는 IC 공장에서 사용되는 트리클로로에틸렌, 골프장의 농약, 특정 폐기물 처리장 등이 토양오염의 근본적인 문제로 대두된다.

화학비료는 우리나라의 토양을 오염시키는 대표적인 원인이며, 국내 농작물의 생산 여건상 토지는 적고 인구가 많은 까닭에 한정된 토양에서 계속적으로 많은 수확을 하여야 하므로 다량의 화학비료를 사용하여 농작물을 재배하기 때문에 토양의 산성화를 초래하게 되었다. 또한 공장이나 자동차 매연 같은 오염 물질이 대기 중에 질소산화물과 황산화물을 다량으로 만들어 산성비로 도시나 공장지대뿐 아니라 농장에도 내려 토양을 산성화시키고 오염시킨다. 토양 산성화의 또 다른 원인은 산성비에 의해 염기류가 씻겨 내려가는 경우, 낙엽에 의한 산성 부식물의 증가, 비료에 의한 산성 물질의 축적 등을 들 수 있다. 식물과 나무들이 정상적으로 성장할 수 있는 토양의 산도는 pH5.5 정도이지만, 국립산림과학원에 의하면 우리나라 산림토양의 약 15%(대도시 및 공단지역)가 pH4.5 이하의 강산성 토양으로 그나마 매년 증가 추세에 있으며, 그에 대한 대책으로 산성토양을 개량하기 위해서 탄산석회나 석회질소·과인산석회 같은 알칼리성 물질을 뿌려 토양을 중성화하기도 한다. 식물은 종류에 따라 잘 자라는 pH 범위가 다르지만 대부분의 밭작물과 채소류는 pH6.0 이상의 토양이 적합하며, 수목은 비교적 넓은 pH 범위에 걸쳐 잘 자란다. 산성화된 산림토양은 토양 미생물의 다양화에도 악영향을 미치지만, 비옥한 토양에서 수목이 활력을 되찾게 되면 결과적으로 맑은 공기와 수질 오염이 개선되고, 대기와 수질의 환경이 개선되면 이어서 토양의 오염도 개선되는 선순환이 생기게 된다.

2) 유전적인 원인

어떤 특정 질병이 유전이란 의미는 부모로부터 물려받은 유전적 특성에 의해 특정 질병이 발생한다는 견해로, 유전성을 가진다는 것은 세대를 거슬러 추적하면 아토피란 질병이 과거부터 존재해 온 질환임을 의미하게 되는 것이다. 2000년 전의 의서(醫書)에도 여드름이나 기미를 의미하는 피부질환이 이미 기록되어 있다는 것을 감안하면, 이보다 훨씬 심각하고 치료하기 어려운 아토피에 대한 기록이 없다는 것은 아토피가 유전적 소인이 있다는 대목을 의심케 하는 것이다. 과거로부터 존재했던 질환이 아니라면 아토피는 근현대에 새로 생긴 질환이라는 것을 의미한다. 그러므로 아토피가 환경오염 때문이라고 설명하기도 하지만, 이 역시 아토피라는 특이한 피부질환을 설명하기에는 충분치 않다.

그럼에도 불구하고 유전적인 요소가 아토피 발생에 얼마나 많은 영향력을 가지고 있느냐 하는 것은 아토피를 앓는 부모와 자녀와의 상관관계를 보면 잘 알 수 있다. 통계적으로 양쪽 부모가 모두 아토피인 경우 자녀가 아토피가 될 확률은 80%, 한쪽 부모가 아토피일 때는 40%, 양쪽 부모 모두 아토피가 없는 경우는 7% 정도이다. 현재 유·소아 아토피의 경우 태열의 형태로 발생하는 경우가 지배적이며, 엄마의 뱃속에 있는 10개월 동안 엄마로부터 받은 기호음식과 스트레스 등의 영향을 많이 받는다. 일반적으로는 아버지보다는 어머니의 영향이 더 크기 때문에 가임기 여성은 장차 태어날 2세의 건강을 위하여 깨끗하고 좋은 음식을 섭취해야 하고, 규칙적인 좋은 생활습관을 갖고 있어야 하며, 흡연은 절대적으로 피해야 한다. 실제로 아토피를 앓고 있는 가임기의 젊은 여성을 진료할 때 본인의 아토피가 치료되더라도 결혼을 망설이는 경우도 있었고, 더구나 내가 받은 가려움증으로 인한 고통을 자식에게 물려주지 않기 위하여 비록 결혼은 하더라도 아이는 낳지 않겠다고 말하는 젊은 여성을 보면 딱하기도 하지만, 임신하기 전에 몸과 마음을 정결히 하고 임신 후와 수유 시의 건강관리 요령을 자세히 설명해 주면 다소 마음을 놓는 경우도 많이 보았다. 그분들의 심정을 이해는 하지만 구더기 무서워 장을 안 담글 수는 없다. 만약 그래도 아기에게 아토피가 발병한다면 엄마가 관리했던 노하우를 무기 삼아 정확히 응용하면 충분히 치료하여 깨끗한 피부를 가질 수 있다. 아토피 환자의 연령별 분포를 보아도 아토피 환자의 대부분이 10대 이하의 어린이와 소아들에게 밀집되어 있는 것을 알 수 있다. 하지만 2, 30대의 경우는 생활습관이 주요 발생 원인으로 알려졌기 때문에 성인형 아토피의 경우는 아토피 유발 요인을 유전적인 소인보다도 스트레스 및 무절제한 생활습관과 열악한 주변 환경 등 더 다양한 요인의 영향을 지적하고 있다. 선천적으로 물려받은 유전적 소인이 현재 아토피를 앓고 있는 한 요인이 될 수는 있으나, 음식이나 생활습관 및 환경적 원인 등 이러한 요인들이 복합적으로 작용하는 것이 아토피의 발병 원인으로 유전적인 인자만 관여하는 것은 아니다.

3) 식생활에 의한 원인

현대인은 과거에 비하여 의식주에 있어 풍요로운 생활을 구가하고 있으며 식생활에 있어서도 훨씬 서구화된 것을 알 수 있다. 식생활 습관이 과거에는 채식 위주로 직접 조리하여 먹는 생활이었던 점에 비교하여 지금은 육식 위주의 식생활로 바뀌었고, 훨씬 다양한 조리법과 수많은 인스턴트식품을 구입해 먹으며, 많은 종류의 재료를 가지고 다양한 식단을 차릴 수 있다. 그 가운데 유제품(버터, 치즈 등)의 과도한 사용, 화학조미료의 사용, 인스턴트식품의 범람, 다양한 식품 첨가물, 육식의 증가, 특히 튀기고 볶고 굽는 음식을 좋아하는 습성은 아토피성 피부염뿐만 아니라 건선이나 지루성피부염 및 여드름 같은 자가면역질환의 증상을 훨씬 다양화시키고 있다.
학교나 직장 같은 단체급식의 문제도 심각하다. 단체급식에서는 식중독이 자주 발생하기 때문에 소독을 더욱 철저하게 하지만, 염소계 표백제에 의한 조리실 바닥 소독이나 조리사의 위생상의 소독에 유해한 화학 물질이 사용되며, 심지어는 야채를 씻을 때 염소를 넣은 물에 씻기조차 하는 것은 문제이다. 세균에는 인체에 유익한 것도 있고 해로운 것도 있으며, 중요한 점은 이런 세균이나 바이러스와 싸워 이기는 과정에서 면역력이 상승하기 마련인데 조리실과 급식실의 화학 물질 사용으로 인해 인체의 면역력이 약화될 수 있다는 사실이다.

기업형 산업농의 출현은 병충해를 예방하고 수확량을 늘리기 위해 독성이 강한 농약과 숙성제를 비행기로 마구 뿌려 대고, 항생제와 성장촉진제로 범벅된 사료로 키운 돼지와 닭과 소가 우리의 식탁에 오른다. 식생활에 의한 원인은 유해한 화학 물질로 길러진 식재료와 식품첨가물에 관련된 것으로 아주 다양하지만 그중의 일부만 정리하여 알아보자.

a. 식품첨가물의 과도한 사용

우리나라 식품위생법에 따르면 "식품첨가물이라 함은 식품을 제조·가공 또는 보전함에 있어 식품에 첨가·혼합·침윤 기타의 방법으로 사용되는 물질을 말한다."라고 정의되어 있다. 또한 세계식량농업기구(FAO)와 세계보건기구(WHO)의 합동전문위원회에 의하면 "식품첨가물이란 식품의 외관, 향미, 조직 또는 저장성을 향상시키기 위한 목적으로 보통 미량으로 식품에 첨가되는 비영양물질이다."라고 정의한 바 있다.

먼저 인공색소를 살펴보면, 장기간 섭취할 경우 과잉 행동 장애에 영향을 줄 수 있는 인공색소 중에서 국내에서 사용되고 있는 것은 황색 4호와 5호 및 적색 40호와 102호 등으로 이들은 어린이가 즐겨 먹는 간식류인 음료수, 사탕, 젤리와 문방구에서 판매되는 저가의 먹을거리에 많이 함유되어 있는 첨가물이며, 일부 보존료 및 인공색소는 알레르기를 악화시킨다는 보고도 있다. 이러한 식품첨가물이 함유된 가공식품을 많이 섭취하다 보면 이것저것 여러 가지를 먹어서 섭취하는 총량이 증가할 뿐만 아니라 혼용섭취로 인하여 인체에 해로울 가능성은 더욱 증가하기 마련이다. 그러므로 가능하면 먹지 않는 것이 좋고, 어쩔 수 없이 먹게 되더라고 최소한으로 적게 먹는 수밖에 없다.

2004년 국내 위생법에서 지정 사용되고 있는 식품첨가물의 수는 615종이며, 1980년대 식품 가공 산업의 급성장과 함께 첨가물 제조의 재정비가 이루어졌으며, 90년대부터 소비자 기호의 다양화 · 고급화를 감안하여 식품의 맛과 향 및 색에 관련된 첨가물의 허가 지정이 대대적으로 이루어져 무려 615품목의 첨가물을 사용할 수 있도록 허가한 것이다. 615종 가운데 중요한 몇 가지에 대해서만 알아보자.

▶ **착색제 니코틴산에 의한 중독**

스테이크, 양념고기, 생고기 등에 넣어 고기가 오래되어도 신선한 것처럼 보이도록 색깔을 유지시켜 주는 니코틴산을 먹으면 피부가 가려워지거나 두드러기와 같은 증상이 나타난다고 1980년경 일본에서 보고되었다.

▶ **표백제 아황산나트륨의 독성**

식품을 가공 저장하는 과정에서 발생하는 갈변(褐變)현상을 방지하기 위해 사용하는 아황산나트륨은 생체 내에서 빠르게 산화되어 위장에 좋지 않은 영향을 미친다. 이러한 아황산나트륨을 과다 섭취하면 두통, 복통, 메스꺼움, 순환기장애와 위점막 자극 등을 일으킬 수 있으며, 특히 천식 환자에게는 위험할 수 있다. 미국에서는 야채샐러드에 사용한 아황산나트륨의 독성에 의해 알레르기 체질인 사람이 사망한 사건이 있은 후, 신선한 과일과 채소류에 아황산나트륨의 사용이 금지되었다.

▶ **발색제 아질산나트륨의 독성**

아질산나트륨은 햄과 소시지의 붉은색을 띠게 하는 첨가물로 색과 맛을 더 좋게 하고, 식중독균 같은 미생물의 번식을 막아 주어 보관성을 높여 주는 효과가 있는 발암성 물질이다. 이 물질은 인체의 위(胃)에서 육류 식품에 필연적으로 들어 있는 아민 성분과 결합하여 발암 물질인 니트로사민을 만든다.

b. 유전자 변형 식품(GMO 식품)

GMO 식품이란 일반적으로 생산량의 증대 또는 유통 가공상의 편의를 위해 유전공학 기술을 이용하여 외부 유전자의 변형이 3% 이하인 먹을거리를 지칭한다. 수확량을 늘리기 위해 항생제 및 숙성제를 마구 뿌려 댄 과일과, 좁고 비위생적인 가두리 안에 성장촉진제를 무지막지하게 투여하여 사육하는 닭, 돼지, 생선, 소 등이 우리의 식탁 위에 오른다. 잇따른 식품 안전에 대한 우려의 목소리가 높아지는 가운데 사용해서는 안 되는 농약성분의 발각 및 살충제의 항공 살포장면을 보고서야 식품의 안전성 문제에 대한 위험성이 인식되고 있다. 우리나라는 대두, 옥수수, 감자 등을 수입하여 가축의 사료부터 흔히 접하는 가공식품들의 원재료에까지 식품 전반에 걸쳐 이용하고 있다. 더구나 이렇게 안정성 논란이 끊이지 않는 GMO 식품은 이미 직·간접적으로 우리 식탁의 많은 부분을 차지하고 있다.

2008년 5월부터 전분당협회에서 공개적으로 과자나 인스턴트식품의 재료로 사용되는 전분을 GMO 식품으로 수입함에 따라, 전분 및 전분당의 형태로 음료수, 냉면, 과자, 빵, 아이스크림, 고추장, 된장 등 많은 가공식품에 들어가게 되었다. 광우병도 채식동물인 소에게 빠른 성장을 위하여 동물성 사료로 사육하여 발생했지만, 우리 인간에게서 발병하기까지는 10년 이상이 소요되었다. 따라서 GMO 식품의 폐해는 인간에게 언제, 어떻게, 어떤 새로운 질병을 야기할지는 아무도 모르는 일이다. 가능하면 외부에서의 식사(외식)나 패스트푸드와 식품첨가물이 가미된 간식 종류는 피하는 것이 상책이지만, 현대인의 생활여건은 외식을 안 하기는 거의 불가능하므로 가능한 한 적게 먹거나 피하는 방법밖에는 없다.

c. 항생제의 간접 복용 문제

많은 양의 우유를 생산하게 하려고 젖소의 몸에 BGH(Bovine Growth Hormone)라는 소성장 호르몬이 사용되고 있다. 이러한 인공 호르몬은 젖소의 평상시 우유생산량을 무시한 채 임의로 초과 생산하도록 시키기 때문에 유방의 감염을 일으킬 뿐만 아니라, 그 젖소에서 나온 우유를 마신 사람에게도 유방암, 위암, 전립선암 등을 유발시킬 수 있다. 미국에서 공급되는 우유의 15~30%는 바로 이러한 호르몬 주사를 맞은 젖소에서 생산되고 있다. 이렇게 사육되는 젖소로부터 생산되는 우유가 가공되어 분유, 치즈 및 식가공 재료로 수입된다. 정말로 끔찍한 일이다.

또한 생산량을 늘리기 위해 사육 가능한 공간에 비해 현저히 많은 숫자의 닭과 돼지를 좁은 공간에서 사육하며, 그나마도 빠른 성장과 살을 찌게 하려고 운동을 제한하여 사육한다. 좁은 공간에서 사육하는 닭과 돼지는 운동부족으로 질병에 자주 걸리므로, 질병을 예방하기 위해 다량의 항생제가 함유된 사료와 항생제까지 주사한다. 이렇게 항생제로 범벅이 된 사료를 먹고 자란 고기는 그대로 인체에 전이되어 항생제를 복용하지 않았는데도 인체는 이미 항생제에 내성이 생긴 경우가 빈발한다.

d. 100% 유기농 음식은 없다

농산물의 생산에 필요한 농약은 대표적인 환경호르몬으로 농림부의 발표에 의하면 우리나라의 농약 살포량은 OECD 국가 중에서도 상위 그룹에 속한다. 친환경 농산물은 웰빙 바람을 타고 사회적 요구가 증가함에 따라 경작량이 늘어나고 있기는 하지만, 2006년 기준으로 친환경 농산물이 차지하는 비율은 아직도 고작 4% 내외일 뿐이다. 그러나 문제는 '100% 유기농 농산물은 없다'는 현실이 안타까울 뿐으로 이미 우리의 전 국토가 오염되어 있는 상황이다. 더구나 중국, 중남미, 동남아시아에서 수입되는 먹을거리는 질병의 세계화를 촉진하며, 더구나 우리나라는 식량자급률이 25% 밖에 안 되고 그나마 쌀을 제외하면 5% 내외이다. 이런 상황에 대한 대안으로 요즘은 '로컬 푸드'라는 말이 심심치 않게 들리는데, 지역에서 생산되는 것을 지역에서 소비하고 가까운 곳에서 생산된 것을 소비함으로써 먹을거리의 안전성을 지키고, 장거리 이동으로 인한 석유 자원의 소비를 줄여서 대기 오염까지 줄이고자 하는 아주 좋은 방법이다.

현대는 여러 가지 이유로 먹을거리가 오염되고 독성이 강해져 요즘은 깨끗한 유기농 식단을 선호하지만, 유기농을 먹으려면 일반 채소에 비해 몇 배는 비싼 비용을 치러야 한다. 그러나 엄격히 말하면 우리나라에서 생산되는 완벽한 유기농 채소는 없다고 볼 수 있다. 햇빛, 물, 공기, 영양소가 모두 있어야만 식물이 자랄 수 있다. 하지만 햇빛은 이미 오존층의 파괴로 따듯하던 옛날의 햇빛이 아니라 자외선이 범람하여 동식물에 악영향을 미친다. 과거에는 비가 오면 비를 맞으면서 걷거나 축구를 하면서 신나게 놀았지만, 요즘의 빗물은 산성화되어서 비를 맞고 다니면 머리카락이 한 움큼씩 빠질 정도로 비를 맞고 다닌다는 것은 소설 속에서나 가능한 일이 되었다. 식물의 뿌리를 통하여 흡수하는 영양분도 봄이면 중금속을 잔뜩 실은 고비 사막의 황사가 중국을 걸쳐 날아와서 전 국토를 오염시키고, 알레르기성 비염과 천식 및 알레르기성 결막염 등 환경성 질환까지도 증가시키며 토양도 산성화되어 식물의 성장에 악영향을 미친다. 이렇게 식물의 성장에 필요한 요소가 모두 과거와 달리 오염되어 있는데, 생산 과정에서 화학비료나 농약을 안 주었다고 유기농이라 할 수 있겠는가? 따라서 완벽한 유기농 먹을거리는 없다는 것이 필자의 견해이다. 유기농이란 말은 단지 생산 과정에서 인위적으로 화학비료나 농약을 뿌리지 않았다는 말로 인식해야 하며, 일반 채소보다는 다소 오염이 적다는 의미이지 전혀 오염이 안된 깨끗한 채소라는 말은 아니다. 이런 점에서 필자는 굳이 유기농 채소를 비싸게 사 먹을 것이 아니라, 저렴한 일반 채소를 날로 먹지 말고 반드시 익혀 먹는 화식요법을 주창하는 바이다.

e. 지나치게 단 음식

삼백(三白) 식품 중의 하나인 설탕의 과다 섭취로 인체의 면역기능이 약해지고 질병이 잘 생긴다. 씀바귀처럼 쓴 음식보다는 달고 부드러운 음식에 벌레가 잘 생기듯 지나치게 달게 먹다 보면 질병에 대한 저항력이 떨어져 비만이나 당뇨병의 한 원인이 된다. 한의학적으로 감미(甘味)는 모든 것을 부드럽게 이완시키고 풀어 주는 완화작용이 있지만, 과도하게 단 음식을 많이 먹으면 인간의 정신마저도 풀어져서 나태하게 만드는 경향이 있다. 감미(甘味)의 그러한 작용 때문에 음식점에서 고기를 재우는 양념으로 감초(甘草)나 배즙을 넣어서 육질을 부드럽게 하고 고기 맛을 달게 만든다. 과일마저도 각자의 특성을 나타내는 맛과 향이 있는 법인데, 요즘의 과일은 풍성한 육질을 수확하기 위하여 종자 개량이라는 미명하에 모든 과일을 모양이 크고 예쁘며, 맛도 고유의 맛을 잃고 단맛으로만 통일된 지 오래다. "양약(良藥)은 입에 쓰다."는 말처럼 지나치게 달기만 한 음식은 입에서는 좋겠지만 몸에는 해롭다. 달고 부드러운 음식 대신에, 맛이 쓰고 거칠거나 오미(五味: 酸苦甘辛鹹味, 즉 신맛, 쓴맛, 단맛, 매운맛, 짠맛 등 한의학에서 말하는 음식의 다섯 가지 맛)를 골고루 섭취해야 인체의 생리 균형에 맞기 때문이다.

부가적으로 삼백(三白) 식품 중의 하나인 소금도 미네랄이 풍부한 천일염을 먹어야 하는데, 유해한 화학 성분이 포함된 정제염을 먹는 것도 면역기능을 떨어뜨리는 요인이 된다. 어떤 사람들은 수질의 오염에 따라 바닷물도 오염되고, 그에 따라 연근해(連近海)에서 생산되는 소금도 중금속 같은 오염 물질을 포함하고 있으므로 깨끗한 정제염을 먹어야 한다고 주장하

지만, 극소량으로 인체의 생리를 조절하는 각종 미네랄이 풍부한 천일염을
볶거나 구워서 먹으면 좋다.

4) 면역기능

인체를 구성하는 세포는 끊임없이 생성되고 사멸하면서 인체의 항상성을
유지한다. 면역기능이라 함은 크게 외부에서 침입한 세균이나 바이러스 및
독성물질로부터 인체를 지키는 방어(防禦), 각종 오염 물질이나 세균 · 바
이러스의 사체를 체외로 배출하는 정화(淨化), 훼손된 조직이나 기관의 재
생(再生), 좁은 의미의 면역기능으로 체내에 침입했던 각종 질병인자인 항
원(抗源)을 기억했다가 항체(抗體)를 만드는 기억(記憶) 등의 4가지 기능
을 말한다. 면역에 관계하는 세포나 용어는 상당히 복잡하게 설명하지만,
결국 다음의 과정을 거치면서 면역이 이루어진다. 세균이나 바이러스가 체
내에 침입하면 가장 중추적인 대식세포(大食細胞)가 이물질(異物質)을 직
접 잡아먹어서 그 정보를 파악한 다음, 대식세포(Macrophage) 주변에 있는
T - 임파구에 이물질(異物質)에 대한 특징과 정보를 전달한다. 정보를 받
은 T - 임파구는 다시 B - 임파구에 전달하여 이물질(異物質)을 없애는 항
체(Antibody)를 만들라고 명령함과 동시에 직접 이물질을 공격하며, 명령
을 받은 B - 임파구는 이물질을 중화시켜 무력화하거나 체포하여 제거한다.
한편 대식세포(Macrophage)는 이물질(異物質)이 조직을 파괴하지 못하도
록 보호하면서, Cytokine을 분비하여 이미 파괴된 조직을 재생한다. 자가면
역이란 자신의 단백질이나 조직을 이물질(異物質)로 받아들여 파괴하는 현

상으로 아토피나 건선 등의 난치성 피부질환뿐만 아니라, 류머티즘, 베체트병, 수포성표피박리증, 홍반성루푸스, 신장염, 갑상선질환 기타 여러 가지 호르몬 이상이나 일부의 당뇨병 등 수없이 많다. 미국의 어떤 영양학자는 "인간 질병의 99% 이상이 면역체계의 기능 저하에 기인한다."고 말하는 사람도 있다. 이렇게 중요한 면역체계가 무너지는 원인은 무엇일까? 결국은 아토피의 모든 발병 원인과 악화 요인은 면역체계를 무너뜨리는 것이다. 환경오염과 식품첨가물이 들어간 가공식품류, 토양은 과다한 농약과 화학비료 사용으로 토양이 산성화되어서 미네랄이 절대 부족한 불완전 식품을 생산하며, 가축 사육과정에 사용되는 엄청난 양의 방부제, 살충제, 호르몬제, 성장촉진제, 진정제, 제초제, 항생제, 식욕촉진제 등 화학독극물 사용, 과거에 비해 복잡 다양해진 생활환경과 열악한 근무여건으로 야기되는 스트레스 등으로 인체의 면역체계가 무너진다. 또한 면역기능을 향상시켜 인체가 스스로 질병을 치료하게 하는 데 주력하지 않고, 오직 병원균만을 찾아서 직접 죽이고 질병의 증상만 없애려는 대증치료가 주된 치료법인 현대 의학적 치료에 수반하는 화학 물질과 항생제의 남용은 결과적으로 인체의 면역기능을 약화시키고, 이들 약물에 내성이 생긴 새로운 병원균의 출현은 사필귀정이라고 할 수 있다. 이런 점에서는 현대의학의 대증치료법도 면역체계의 교란을 촉진하는 데 한몫을 한다고 할 수 있다.

병원균과 바이러스는 인간이 생활하는 곳은 어디에나 상존하며 수시로 우리의 몸속을 들락거리면서, 면역기능의 교란으로 인체의 방어력이 떨어져 비집고 들어앉을 허점만 있으면 터를 잡아 질병을 유발하고, 면역기능이 정상적으로 작동하여 허약한 틈이 없으면 몸 밖으로 나가 버리는 것이다. 다시 말해서 질병에 걸리는 것은 병원균이 체내에 침입해서가 아니고, 면역체계가 붕괴되어 자연치유력이 떨어져 있기 때문이다. 미국의 저명한 의학 평론가인 프레드릭 박사는 "현대의학이 자랑하는 약이나 수술로는 성인병이 절대로 낫지 않는다. 식이요법으로 구할 수 있는 환자들에게 약을 사용하고 수술을 하는 통에 오히려 환자가 죽어 가고 있다."고까지 말하며, 잘못된 식생활로 인하여 혈액과 기(氣)가 탁해져서 성인병이 증가하며, 근래에는 어린이들에게도 소아백혈병, 소아비만, 소아당뇨 심지어는 뇌졸중 같은 성인병의 발생 빈도가 현저히 증가했다. 또한 식이와 면역체계와의 관계를 연구하는 자우페이 첸 박사는 "좋은 식이섭취란 자연 상태의 식품을 말하는 것이지 결코 화학적인 추출과 정제과정을 거친 가공식품이 아니며, 반드시 식물성 식품이어야 한다."고 말한다. 예를 들면 자연 상태의 오렌지에 함유되어 있는 비타민C는 항산화제로 작용하지만, 화학 물질로 오렌지에서 추출한 비타민C는 자연적인 성질이 파괴되어 인체에 질병을 야기할 수 있다.

다행스러운 것은 식습관을 육식에서 채식으로 바꾸고, 다양한 야채와 과일을 위주로 먹으면 면역체계를 증강시킬 수 있으며, 아울러 적당한 휴식과 운동 그리고 긍정적인 사고방식을 갖는 생활습관을 유지한다면 현대인의 질병에 대한 불안감은 거의 해소할 수 있다. 그런 의미에서 한식은 아주 좋은 발효음식이며, 우리의 건강을 지켜 줄 수 있는 한식을 조상 대대로 먹어 온 우리나라 국민은 복받은 민족이다.

5) 기 타

정신적인 스트레스도 원인이 될 수 있다. 즉 밤잠을 편안히 자지 못하는 상황이 1주일 이상 계속되거나 불안한 상태가 지속적으로 유지될 경우에도 아토피 피부염이 발생되어 치료되지 않는 경우도 있다. 아토피 피부염은 신경이 지나치게 예민하여 결벽증 같은 극단적인 성격을 가진 사람들이나 한 가지 일에 너무 몰입하는 사람들에게 많이 발생하는 경향이 있으며, 아토피 피부염 환자의 경우 대체로 스트레스를 쉽게 받는 사람으로 정신적으로 피로해지기 쉽다. 스트레스를 받으면 인체는 '코르티솔(Cortisol)'이라는 호르몬을 생산하기 때문에 코르티솔을 '스트레스 호르몬'이라고도 부른다. 이 코르티솔(Cortisol)이 생산되는 기전은 스트레스를 받으면 시상하부가 뇌하수체를 자극하여 ACTH(Adrenocorticotropic hormone)라고 부르는 부신피질 자극호르몬을 분비하게 하는데, ACTH는 혈액으로 흘러 들어가서 부신을 자극하여 부신에서 코르티솔(Cortisol)을 분비하게 한다. 만약 코르티솔 분비에 이상이 생기면, 우리 몸은 갖가지 병에 노출되고 여러 가지 질환의 증상들이 나타나게 된다. 따라서 스트레스를 어떻게 다루느냐에 따라 우리 몸에 해로울 수도 있고, 유익할 수도 있다.

또한 1989년에 'Strachan'이라는 학자는 최근 아토피 질환의 급격한 증가의 원인으로 깨끗해진 환경위생과 핵가족화가 연관되어 있다는 '환경위생가설(Hygiene Hypothesis)'을 주장했다. 그 내용은 형제자매가 없이 홀로 태어나는 현대의 아기는, 생후 초기에 세균이나 바이러스 등에 노출 기회가 줄어들어 면역 기능이 발달할 기회가 적기 때문에 알레르기성 질환의 위험성이 증가된다는 가설이다. 과거의 대가족 사회에서는 아기가 태어나면, 곧바로 여러 형제자매나 조부모와 함께 생활하게 되므로 가족 간에 서로 감기나 기타 질병에 자주 감염되는 기회가 많아지며, 이들 질병을 이겨내고 극복하는 힘을 키우면서 점차 면역력이 증가하여 면역체계가 안정되어 간다는 가설이다. 즉 생후 가능한 한 빠른 시기에 장내 세균총을 형성하는 것이 면역기능 체계를 확립하는 데 도움이 된다는 역설적 의미를 내포하는 학설로 필자도 상당 부분 동의하는 내용이다.

또한 약을 복용하고 나서 약진(藥疹)이 발생한 이후에 피부염이 생기는 경우도 있다. 체질적인 특이성으로 인하여 발생되는 현상이다. 또한 지구 온난화의 영향으로 기온이 올라서 북극의 빙하가 녹아내려 해양 생태계의 급격한 변화를 유발하고, 기온의 상승으로 인하여 엘니뇨와 라니냐 같은 기상 이변이 우리 몸의 생리를 변화시키는 것도 문제이다. 이러한 요인들은 아토피 피부염의 발생 원인이면서 동시에 악화 원인이기도 하다. 이렇게 여러 가지 이유로 발생한 피부염이 잘 낫지 않고 오래 지속되면 아토피 피부염, 건선, 습진, 지루성 피부염 등 난치성 피부질환인 자가면역성 질환으로 진행된다.

한의학적으로 피모(皮毛)는 폐(肺)에 속하여 폐가 모든 피부와 털을 주관한다. 폐의 기능이 원활하지 못하여 사기(邪氣)가 폐에 머무르면 피부가 윤기가 없이 건조해지며 아프기도 하고 인체의 털과 머리카락이 푸석거리며 부서지기도 한다. 따라서 피부질환을 치료할 때는 폐의 기능을 중요하게 여기게 된다. 그런 의미에서 피부가 좋지 않은 사람은 반드시 금연을 하는 것이 좋다.

6) 결론적인 아토피의 원인
- 개개인 면역기능의 문제이다 -

앞에서 아토피성 피부염의 원인을 다양하게 살펴보았지만, 대체로 환경,

유전, 음식의 세 가지 부류로 크게 나눌 수 있다. 환경, 유전, 음식 중에서 어느 하나의 원인으로 아토피가 발생하는 경우는 거의 없고 대부분 세 가지 모두가 아토피의 원인이 될 수 있지만, 궁극적으로는 세 가지 원인이 모두 복합적으로 작용하여 발병하는 것으로 인식하는 것이 일반적이다. 하지만 필자의 견해는 조금 다르다. 환경 유전 음식과 기타 여러 가지 원인이 복합적으로 작용하여 아토피를 발병하고 악화시킨다는 말은 맞지만, 보다 근본적으로는 환자 개개인의 면역기능의 문제로 생각한다. 만약 위에 열거한 원인들에 의하여 아토피가 발병한다면 한집안에서 생활하는 형제자매는 조건이 거의 동일하므로 모두 같이 발병해야 하는데, 한집안의 형제들 중에도 아토피의 발병 유무는 사람에 따라 다른 것을 보면, 아토피 피부염의 보다 근본적인 발병 원인은 환자 개개인의 면역력의 차이라는 것을 알 수 있다. 물론 형제가 모두 발병하는 경우도 있지만, 형제 중에 한 명만 발병하는 경우가 더욱 많은 것을 보면 역시 환자 개개인의 면역기능의 문제임을 알 수 있다.

성인아토피를 앓고 있는 환자를 진료하다 보면, 마땅한 치료 방법이 없어서 손을 놓고 막연히 기다리는 분들을 많이 보는데 참으로 안타깝기 그지없다. 아토피로 내원하는 대부분의 성인들은 그동안 치료비로 사용한 경제적 비용이 1억 원에서 집 한 채 정도의 손실을 보았다고 한다. 하지만 현재까지 온갖 방법에도 치료가 안 되었다면, 지금껏 본인들이 치료와 관리를 해 오던 방법이 본인에게 맞지 않았거나 잘못된 방법으로 해 왔다는 것을 알아야 하는데도 불구하고, 대개는 이러한 사실을 간과하고 있는 경우가 의외로 많다. 그리하여 새로운 방법을 권했을 때 믿고 따라올 수 있는지의 여부가 치료의 중요한 관건이 된다. 단지 오랜 기간의 잘못된 치료와 약물의 오남용으로 인하여 심하게 손상된 피부의 독소 배출기간과 새살의 증식으로 인한 기간이 길어져서 오랜 시간이 소요될 뿐이다. 또한 성인 아토피는 사회·국가적으로도 크나큰 손실이 아닐 수 없다. 그동안 배우고 익힌 능력을 열심히 일해서 사회에 공헌해야 할 한창 젊은 나이에 아토피가 심하거나, 특히 아토피 증상이 얼굴에 나타나서 사회생활을 거의 못 하고 집 안에서만 생활하는 성인아토피 환자들을 볼 때는 마음이 아프다. 2005년도 통계에 의하면 2001년보다 4년 만에 아토피를 앓고 있는 성인이 13배나 증가했다고 한다. 이는 유·소아 아토피를 어린 시절에 치료하지 못한 채 성장하여 성인이 된 경우와 성인이 되어 갑자기 아토피가 발병하는 경우가 합쳐진 것이다. 특히 요즘은 어려서는 깨끗한 피부를 자랑했는데, 성인이 되어 어느 날 갑자기 찾아오는 난치병인 성인아토피 환자가 기하급수적으로 증가하는 추세이며, 성인아토피는 장기간의 치료로 정신마저도 나약하게 만든다. 유·소아기를 거쳐 청장년기가 지나고 50대 중반에 아토피가 발병하여 가려움증으로 사회생활에 어려움을 겪고 있는 어른들과, 심지어는 82세 되신 할아버지께서 80세 때에 아토피가 발병하여 치료를 문의해 오신 경우도 있었다. 이제 아토피는 나이와 세대를 넘어 국가적인 질환으로 인식하고 정부 차원에서 치료에 혼신의 힘을 다해야 할 시점에 와 있다.

　<황제내경(黃帝內經)>에 의하면 "정기존내 사불가간(正氣存內 邪不可干)", "사지소주 기기필허(邪之所湊 其氣必虛)"라는 말이 있다. 정기(正氣)가 인체 내에 존재하면 사기(邪氣)가 침범하여 질병을 일으킬 수 없으며, 사기가 머무르는 곳은 그 기(氣)가 반드시 허(虛)하다는 말이다. 위의 설명에서는 면역기능이라는 현대적인 용어를 사용했지만, 궁극적으로 한의

학적으로는 정기(正氣)가 허(虛)한 것이 아토피의 발병 원인이라고 하겠다. 정기(正氣)가 허(虛)한 것이 아토피의 발병 원인이라면 그 치료법은 '부정거사(扶正去邪)'라는 정기(正氣)를 부양(扶養)해서 사기(邪氣)를 제거(除去)하는 방법이어야 하겠다. 그러나 정기(正氣)를 도와서 사기(邪氣)를 제거(除去)하기가 만만치 않으며, 사기(邪氣)를 제거(除去)하는 방법도 다양하다. 따라서 수많은 임상을 통하여 태열과 유·소아 아토피는 물론 중증의 고질적인 성인아토피까지도 필자의 <화식면역요법(火食免疫療法)>이 부정거사법(扶正去邪法)의 하나의 방책이 될 수 있음을 확신하여 이 책을 저술하고자 한다.

03

일반적인 아토피와 알레르기의 차이점과 치료

1) 아토피와 알레르기의 차이점

아토피와 알레르기는 피부의 과민 반응으로 극심한 가려움증 때문에 고통받는다는 점에서는 유사하지만, 알레르기는 특정 자극 물질이 있어 그 물질에 감작되었을 때만 반응하고, 아토피는 특정 자극 물질이 없는데도 불구하고 거의 모든 물질에 반응한다는 점이 다르다. 하지만 두 가지 질병 모두가 극심한 가려움증 때문에 견디기 힘들다는 공통점이 있다. 인체의 피부 부위는 겉으로 드러난 부분만 피부가 아니고, 입과 항문을 통하여 피부와 연결된 소화기관(식도, 위, 소장, 대장, 항문)의 내부 점막 피부가 모두 피부이며, 코를 통하여 기도와 폐 조직이 모두 피부이고, 눈을 통하여 눈 안쪽이 모두 피부이며, 귀를 통하여 고막까지가 모두 피부이다. 따라서 알레르기가 눈으로 발현하면 알레르기성결막염이 되고, 코나 기관지로 발현하면 알레르기성비염이나 천식이 되며, 입으로 발현하면 소화기관의 이상으로 두드러기나 소화 장애 및 배변 장애를 유발한다. 아토피와 알레르기는 그 원인이나 증상이 다르므로 치료 과정도 다르다. 증상의 경중을 논하면 아토피가 훨씬 중증이고, 따라서 아토피가 치료되면 대개는 알레르기 질환도 같이 호전된다.

2) 양방적인 아토피의 치료

일반적인 양방의 아토피 치료는 크게 다섯 가지 정도로 대별된다. **첫째,** 아토피를 유발하는 원인 물질이나 자극 물질을 제거하거나 회피하는 방법인 회피요법이다. 아토피를 악화시키는 원인 중에서 회피할 수 있는 환경적인 문제와 알레르기 반응 검사를 통하여 환자에게 알레르기를 유발하는 음식을 금지하는 방법으로 일시적으로는 도움이 되겠지만, 장기적으로는 알레르겐으로부터 영구히 벗어날 수는 없으므로 보조적인 요법일 뿐이다. **둘째,** 건조하여 가려움증을 유발하는 피부에 보습을 철저히 함으로써 피부가 건조해지는 것을 방지하여 가려움증을 줄여 주는 보습 관리 방법이다. 하지만 제품마다 제각각 장점만을 내세우는 수많은 보습제 중에서 나에게 적합한 보습제를 찾기가 어려우며, 대부분의 보습제 중에서 아토피용으로 만들어지면 일반 보습제의 몇 배나 되는 고가로 판매되는 것도 문제다. **셋째,** 스테로이드제제를 외용하거나 내복하여 증상의 완화를 유지하지만, 일시적인 효과일 뿐이고 점차 강력한 스테로이드제제를 사용해야 하는 고충이 있으며, 스테로이드의 부작용에 대해서는 언론이나 여러 인터넷 사이트에서 자세히 알아볼 수 있지만 차제에 그 내용을 요약하여 정리해 본다. 스테로이드의 용량을 줄여 가면서 점차 스테로이드의 영향으로부터 벗어나고자 하는 행위를 '탈스'라고 말하는데 그 고통은 아주 심하며, 피부의 리바운드 현상은 예를 들어 20년 동안 스테로이드를 복용하거나 외용으로 사용한 환자의 경우 자기 몸의 부신피질호르몬의 기능이 정상적으로 회복될 때까지는 1년 정도의 시간이 걸리는 것으로 알려져 있다. 원래는 인체 내에서 생리적으로 생산되는 부신피질호르몬을 외부로부터 약의 형식으로 공급받아 체내에서 생산되는 부신피질호르몬의 역할을 대체하다 보니 본래의 부신피질호르몬의 생산 기능이 점점 감퇴되며, 따라서 원래의 기능을 회복하는 데는 그만큼 시간이 오래 걸리고 치료 중간에 피부에 리바운드가 여러 번 찾아오기도 한다. 이런 내용이 나이가 어린 환자일수록 피부가 정상으로 회복하는 시간이 빠른 이유이기도 하다. 그러한 부작용 때문에 근래에는 비스테로이드성제제인 엘리델(성분명: Pimecrolimus)과 프로토픽(성분명: Tacrolimus)을 많이 사용하는데 이들 제제도 부작용이 있다. 이들 약은 면역기능이 정상인 2세 이상의 소아 및 성인 환자의 경·중등도 아토피성 피부염의 2차 치료제로서 단기치료 또는 간헐적 장기치료에 효과를 보이므로, 현재 대체요법이나 기존 치료법에 효과가 없거나 내약성이 있는 환자들이 사용하고 있다. 하지만 이 약의 장기 사용에 대한 안전성이 확립되지 않은 가운데 부작용에 대한 인과관계 또한 확립되어 있지는 않지만, 이 약을 사용한 환자에게서 드물게 악성 종양(피부암, 림프종 등)이 보고된 바 있으므로 모든 연령군의 환자에게 이 약의 지속적인 장기간 사용은 피해야 하며, 이 약은 아토피성 피부염 부위에만 국한하여 사용해야 한다. 특히 2세 미만의 유·소아에게는 이 약의 안전성과 유효성이 확립되어 있지 않으므로 절대로 사용을 금지해야 한다. 식품의약품안전청은 2006년 1월 24일 자 아토피성 피부염의 외용제로 엘리델 및 프로토픽의 의약품 수입품목 허가사항을 변경 지시하고 이들 제제의 잠재적인 발암 위험성 등을 경고하는 서한을 싣기도 하였다. 비스테로이드제제인 프로토픽은 면역억제제로 5년 이상 사용하면 발암 위험성이 증가하며, 특히 자외선을 조사하면 그 가능성이 더욱 증가하므로 노출되는 부위에는 사용하지 말아야 한다. **넷째**, 극심한 소양감을 줄여 주기 위하여 사용하는 항히스타민제와 심한 가려움증으로 긁거나 진물이 나서 2차 감염이 우려될 때 사용하는 항생제를 들 수 있다. 항히스타민제가 가려움증을 완화시켜 주는 아주 효과적인 약이기는 하지만, 5년 이상 복용 시에 생리가 사라지는 여성도 있었으며, 항생제의 부작용은 따로 언급할 필요도 없다. 따라서 이들 약도 일시적으로 사용하는 것은 무방하나 장기적으로 사용하는 것은 자제해야 한다. 끝으로 **다섯째**는 전신적 면역조절제를 내복과 주사하는 방법이다.

　부신피질호르몬인 스테로이드제제는 가능하면 사용하지 않는 것이 좋고, 불가피하게 스테로이드를 사용한다고 해도 항상 아래와 같은 부작용이 나타나는 것은 또한 아니며, 잘못 사용하거나 지나치게 많은 양을 사용할 경우에 나타날 수 있는 부작용이므로 참고해서 정확히 사용하여야만 한다. 스테로이드제제의 신속하고 강력한 효과에 대해서는 이견(異見)을 가질 수 없겠지만, 그 신속한 효과의 매력에 빠져서 빠르고 강력한 치료만 찾아다니다 보면, 나의 피부는 어느새 손댈 수 없을 정도로 악화되어 있고 더구나 전신(全身)의 여러 부위에 아래와 같은 부작용이 나타나는 것을 발견하게 된다. 그제야 후회하면서 스테로이드의 사용을 중지하려고 하지만, 탈스테로이드의 반응은 의외로 크고 심각해서 그 고통을 고스란히 감내해야 하고, 그래도 이미 때는 늦은 것이다. 스테로이드제제는 이렇게 신속하고 강력한 효과가 있지만, 반면에 그 부작용도 아주 심각하여 스테로이드제제를 흔히 '양날의 칼'이라고 부르는 것이다. 치료 방법의 선택은 환자 자신의 선택이므로 그 책임도 혼자서 짊어지고 가야만 하는 것이다. 일반적으로 알려져 있는 스테로이드제제의 부작용 중에 알고 있어야 할 특히 중요한 사항들을 요약하면 아래와 같다.

① 스테로이드 내성

스테로이드를 계속 투약하면 왜 전에 사용하던 연고가 효과가 없거나 약효가 낮아질까? 이런 현상을 내성이 생긴다고 하는데 낮은 등급의 순한 스테로이드부터 시작하여 점점 강력한 효과가 있는 높은 등급의 강력한 것을 사용하게 되며, 결국에는 그것마저 효과가 없게 된다. 이때쯤 되면 해결책이 없어서 정말로 낙심하고 어찌할 바를 모르게 된다. 탈스 과정은 극심한 고통을 견디면서 점차 낮은 등급의 스테로이드를 사용해야 하며, 최종적으로는 스테로이드 사용을 중지해야 할 것이다.

② 피부의 위축

아토피 건선에 스테로이드를 사용하다 보면 피부가 종이처럼 얇아지고 모세혈관이 보이기도 한다. 이렇게 피부가 얇은 종이처럼 얇아지면, 알레르겐의 침입이 더 쉽게 일어나고 약한 자극에도 쉽게 손상되어 아토피와 건선 증상은 더욱 악화된다. 왜 피부가 얇아지는 것일까? 복잡한 이야기는 생략하고 간단히 말하면 스테로이드제제를 사용하면 피부의 콜라겐이 소모되면서 피부가 얇아지는 것이다.

③ 시상하부 - 뇌하수체 - 부신축의 억제

스테로이드는 원래 부신피질에서 생산되는 호르몬이지만, 외부에서 스테로이드가 공급되면 신경 전달통로를 통해 시상하부로 그 신호가 전해지고, 이 신호는 뇌하수체를 거쳐 부신에 작용하여 더 이상의 스테로이드 호르몬이 나오지 않도록 부신을 위축시킨다. 강력한 스테로이드를 2주 이상만 사용해도 이런 부작용이 나타나서 점차 부신피질의 스테로이드 생산 기능이 감퇴되어 나중에는 호르몬의 생산능력이 정지할 수 있기 때문에 심각한 문제를 야기하게 된다. 만약 스테로이드 사용을 갑자기 중단하면, 어린아이나 노약자는 부신피질의 위축으로 면역체계가 파괴되면서 가벼운 질환에도 심각한 상태에 빠질 수 있기 때문에 서양의학에서도 스테로이드를 서서히 줄이는 것이다. 우리 몸에서 스스로 시상하부와 뇌하수체 부신의 기능이 회복되어 자연스레 스테로이드가 생산되기까지는 많은 시간이 걸린다.

④ 골다공증

모든 종류의 스테로이드제제는 골대사에 악영향을 초래한다. 즉 스테로이드가 위장관으로부터의 칼슘 흡수를 억제함으로써, 칼슘이 부족하게 되어 골조성세포(骨造成細胞)가 콜라겐 합성 작용을 억제시키기 때문에 골다공증이 일어나게 된다.

⑤ 골괴사

스테로이드를 얼마만큼 사용하면 골괴사가 일어나는가에 대해서는 아직 의견이 분분하지만, 스테로이드가 단독적이거나 다른 요인과 함께 골다공증이 악화되거나 골괴사를 일으킬 수 있는 것으로 알려졌다.

⑥ 감염의 증가

스테로이드는 혈관을 수축시켜 염증을 가라앉히고 면역기능을 억제하는 효과가 있기 때문에 자가면역질환에 이용하기는 하지만, 이러한 효과는 세균, 결핵, 곰팡이, 바이러스 등에 의한 기회감염의 발생률을 증가시킨다.

⑦ 대사 이상

스테로이드를 사용하면 고혈당이나 고지혈증 등이 생길 수 있으며, 이외에도 지방조직 분포에 변화가 생겨 얼굴이 보름달처럼 동그랗게 되며(Moon Face), 목 뒤에 지방조직이 발달하게 되어 목뒤 쪽에 딱딱한 지방덩어리가 생겨서 불편하고, 복부의 지방조직이 증가할 수 있다.

⑧ 전해질 이상

고용량의 스테로이드를 사용하거나 염류 코르티코이드 효과가 있는 스테로이드를 사용하게 되면 저칼륨혈증, 수분저류(水分貯溜)에 의한 부종(浮腫), 고혈압 등이 유발될 수 있다.

⑨ 소화기계 이상

스테로이드를 장기간 사용하면 위궤양이나 위염 및 췌장염의 발생 가능성이 높아지며, 특히 비스테로이드성 항염제를 같이 사용하면 이러한 부작용의 가능성이 높아진다.

⑩ 녹내장, 백내장의 발생

안과질환에도 스테로이드는 광범위하게 사용되어 녹내장이나 백내장이 발생할 수 있으며, 심지어는 시력을 상실할 수도 있다. 실제로 20세 전후의 아토피 환자 중에 백내장 수술을 하는 경우를 종종 보게 된다.

⑪ 피부변화

스테로이드를 오래 사용하면, 피부에 실핏줄 같은 모세혈관의 선이 선명하게 나타나는 선조(線條, striae)나 여드름이 생길 수 있으며, 상처의 치유가 지연될 수도 있고, 피부가 얇아지고 멍이 잘 생긴다.

⑫ 성장지연

소아에게 스테로이드를 사용하면, 스테로이드가 성장호르몬의 생산을 억제하고 작용을 방해하여 키가 잘 자라지 않는 성장지연이 올 수 있다.

⑬ 고용량 스테로이드 요법의 부작용

스테로이드를 고용량으로 사용하게 되면 위의 여러 가지 부작용이 더욱 잘 발생할 수 있으며, 특히 이미 있던 감염이 전신적으로 심하게 퍼질 수도 있고, 골괴사나 장천공 또는 정신이상 등의 부작용이 일어날 수 있다. 또한 전해질 이상(異常)이 있는 것을 모르고 고용량의 스테로이드를 사용하면 갑자기 사망할 수도 있다.

양방적인 아토피의 치료에 있어서 스테로이드제제를 이용하는 치료는 초기 아토피의 경우는 근본적인 치료가 될 수 있겠지만, 초기에 치료되지 못한 중간증 이상의 아토피는 일시적인 진정 효과에 빠져 점점 강력한 스테로이드를 사용하게 되는 약물의 오남용이 문제가 되어 부작용이 심각하다. 불가피하게 사용하더라도 낮은 등급의 스테로이드를 극히 소량으로 짧은 기간 사용하고 중지해야만이 심각한 피부 손상을 막을 수 있으며, 일시적인 진정 효과에 빠져서 자주 사용하다 보면 어느새 중증으로 악화되어 있는 피부를 발견하고는 아연실색하기 마련이다. 하지만 때는 이미 늦는다. 일반적인 아토피 치료는 항원을 찾아서 제거하는 원인치료법과 가려움증이나 습진 같은 증상에 맞추어 약물로 억제하는 대증요법(對症療法)이 주로 사용되고 있지만, 주거환경이나 작업환경의 변화도 중요하다. 환자에게 흔히 듣는 말 중에 이사한 후에 아토피가 호전되거나 악화되었다는 경우를 많이 보는데, 이는 그만큼 환경의 중요성을 말해 준다고 하겠다. 심지어는 같은 아파트라도 층수에 따라 일조량이 달라져서 집 안에 병원균의 분포가 다를 수 있다. 동일한 환경에서 생활해도 누구는 아토피나 알레르기에 민감하고 누구는 아주 건강하게 지낸다면, 이것은 면역력에 대한 개인차이라고 볼 수 있으며, 이러한 면역력을 키우는 것이 하나의 치료법으로 탈감작요법(脫感作療法)을 선택하기도 한다.

3) 한방적인 아토피의 치료

한방적인 아토피의 치료는 근본적인 원인의 제거에 목표를 두고 있다. 하지만 그 원인을 각각의 한의사가 서로 다르게 파악하여 백가쟁명식으로 난립하여 치료하는 것이 문제다. 장기(臟器)적으로는 간심비폐신(肝心脾肺腎)의 오장(五臟) 중에 한의사마다 주안점을 두는 장기(臟器)가 다르며, 따라서 치료법도 각각 다른 것이 문제다. 병리적인 면에서 살펴보면 과거 농경사회에서는 먹을거리가 부족하여 충분한 영양공급이 우선이었지만, 현대 산업사회로 발전하면서 먹을거리는 풍부해진 반면에 유해 물질이 함유된 먹을거리가 많아져 면역기능의 혼란을 초래하므로 이들 유해 물질의 제거가 오히려 아토피 치료의 핵심이다. 즉 앞에서 언급한 아토피의 원인이나 악화 요인들이 복합적으로 작용하여 담음(痰飮)이나 어혈(瘀血)이 생성되고, 이 담음(痰飮)이나 어혈(瘀血)이 오장육부(五臟六腑)의 혈(血)·음(陰)·진액(津液) 등을 손상하여 피부가 건조해지면서 가려움증이 생기는 아토피가 발현하는 것으로 보며, 따라서 그 치료법도 오장육부(五臟六腑) 각각의 기능의 회복에 주안점을 두면서 동시에 담음(痰飮)이나 어혈(瘀血)을 제거하는 방법으로 치료하게 된다. 따라서 한의학적인 치료 방침은 청열해독법(淸熱解毒法)이나 면역기능에 주안점을 두는 부정거사법(扶正去邪法)이 기본이고, 상기 조건에 맞는 한약을 복합적으로 처방해서 치료하며, 근래에는 발효 한약을 응용하기도 한다. 한방 치료의 보조요법으로는 침(針)과 뜸 외에 한약이나 식물에서 추출한 외용제를 사용하기도 하며, 회피요법도 응용한다. 또한 환자 개개인의 체질을 구분하면 좀 더 세밀하게 관찰하고 치료할 수 있는 장점이 있다. 그럼에도 불구하고 한의원별로 각기 서로 다른 처방을 사용하고, 동일한 한의원이라도 각각의 환자마다 다른 처방을 사용하는 경향이 있다. 이러한 점이 치료율을 떨어뜨리고 치료율의 통계를 논문으로 발표하기가 어렵게 만들며, 때로는 잘못된 처방으로 인하여 아토피를 악화시키기도 한다. 또한 대개의 환자들은 이미 스테로이드를 과다하게 사용하여 거의 중독 상태로 내원하는데, 스테로이드를 사용한 사람은 치료 초기에 진물을 포함한 증상이 다소간 악화되는 것처럼 보인다. 스테로이드제제에 의한 일종의 약물 중독 상태임은 인정하지 않고 이 탈스 과정의 기간을 참지 못하고 중단하면, 한방 치료에 대한 나쁜 기억만을 갖게 된다. 한약으로 아토피가 호전되면, 혹자는 감초(甘草)가 스테로이드 성분을 함유하고 있어서 감초(甘草)의 스테로이드 효과라고 주장하는 사람도 있으나, 감초(甘草)가 함유하는 성분은 일반적인 서양의학에서 사용하는 스테로이드와는 다르며, 만약 감초(甘草)의 스테로이드 성분이 아토피를 호전시킨다면 대부분의 한의원에서 감초(甘草)를 열심히 달여 주면 아토피는 어느 한의사나 쉽게 접근할 수 있는 쉬운 질병이 되었을 것이다. 그야말로 어불성설이다. 대부분의 한방 치료는 스테로이드를 사용하지 않으므로 치료 과정 중에 호전과 악화가 반복되면서 환자가 가려움증으로 고통을 받아 가며 서서히 치료되는 것이다. 그러므로 장기간의 치료기간을 필요로 하고 환자와 한의사 간의 서로 믿고 기다리는 신뢰감이 무엇보다 중요하다. 또한 질병의 치료는 의료인이 하는 것이 아니고, 환자의 몸이 스스로 자신의 병을 치료하는 것이며, 의료인은 질병의 치료에 약간의 도움을 주는 인도자일 뿐임을 알아서 스스로 생활 관리에 만전을 기해야 원하는 치료 목표에 도달할 수 있다.

4) 스테로이드 사용 여부와 치료과정

실제로 아토피를 치료함에 있어 스테로이드제제의 사용 여부에 따라 치료반응은 천양지차(天壤之差)로 나타난다. 아래 사진은 17세의 남학생으로 소아 시절부터 아토피를 갖고 있었으며, 처음 내원 당시에도 스테로이드제제를 내복과 외용을 동시에 하고 있는 상태이다. 처음 내원 당시는 얼굴을 비롯하여 전신에 가벼운 아토피 정도로 생각할 만큼 경증으로 보였지만,

실제로는 스테로이드제제의 효과 때문에 드러나 보이지 않은 중증의 상태이다. ○○○한의원과 피부과를 전전하면서 특히 얼굴과 귀 부위에 스테로이드제제를 많이 사용한 관계로 일종의 스테로이드제제 중독과 비슷한 상태이다. 실제로 치료과정에서도 얼굴과 귀 부위에 먼저 진물이 터지고 가피(딱지)가 두텁게 앉기 시작하였으며, 시간이 지나면서 팔뚝까지 진물과 가피가 형성되어 1달 반 정도를 학교도 못 가고 집 안에서만 생활하면서 치료한 경우이다. 그래도 본인이 증상이 심해지는 이유를 알기에 병원에 입원하자는 아버님을 설득하고 치료에 끝까지 따라와 주어서 치료되었다. 사실 증상이 심해져서 진물과 딱지가 심해질 때는 옆에서 지켜보시는 부모님께서도 안타까우셨겠지만, 그래도 본인이 가장 힘들었을 텐데도 양팔에 부목을 대고 잠을 잘 정도로 열심히 노력해 준 기특한 학생에게 고마움을 느낄 정도로 힘든 과정이었다. 이렇게 힘든 치료과정을 겪는 것은 스테로이드제제의 남용과 과용 때문이지만, 스테로이드라는 것이 사용하기 시작하면 서서히 빠져들기 마련이다. 다시 한 번 스테로이드제제의 부작용을 알리기 위하여 다음의 사진을 게재한다.

하○○ 치료과정 사진

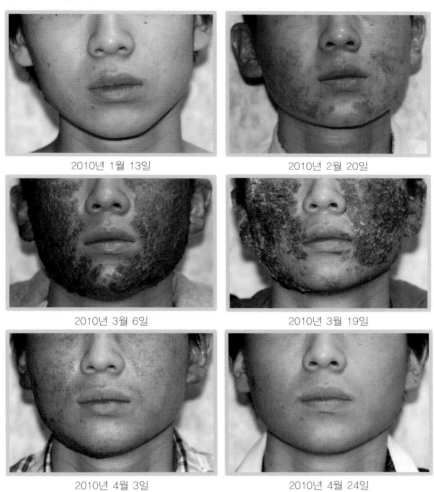

2010년 1월 13일

2010년 2월 20일

2010년 3월 6일

2010년 3월 19일

2010년 4월 3일

2010년 4월 24일

또한 다음 사진은 26세의 여자분으로 처음 내원 당시에 전신에 태선화, 암화, 홍반, 건조, 삼출, 부종 등의 아토피 증상은 거의 모두 갖고 있을 정도의 중증으로 전신에 발현하였으며, 특히 바깥쪽 팔꿈치, 배, 등, 어깨 등에는 가피와 태선화가 극심하게 발병한 상태였다. 증상이 아주 극심한 중증의 아토피 환자이지만, 스테로이드제제의 부작용을 잘 알고 있어서 피부과 치료는 전혀 받지 않고, OO한의원에서 한약과 침으로 치료 중에 치료가 잘 안 되어서 내원한 경우이다. 3월이면 대학원 입학으로 기숙사에 들어가야 하는데 입학 자체가 불투명할 정도로 고민이 많았지만, 화식면역요법으로 치료를 하면서 내원할 때마다 호전되었으므로 본인이 즐거운 마음으로 내원하였고, 이 여자분은 다행히 스테로이드제제를 사용하지 않은 덕분에 순탄하게 치료되어 학교에 잘 다니고 있다.

박○○ 치료과정 사진

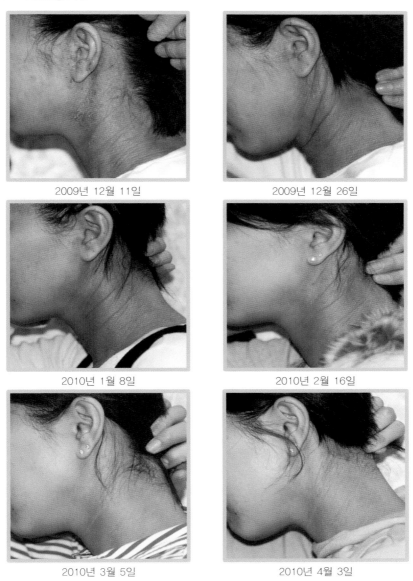

2009년 12월 11일

2009년 12월 26일

2010년 1월 8일

2010년 2월 16일

2010년 3월 5일

2010년 4월 3일

5) 치료 속도가 빠른 부위

아토피를 치료하다가 보면, 인체의 모든 부위가 동시에 같은 속도로 치료되는 것은 아니고, 치료 회복 속도가 빠른 부위와 늦은 부위가 나타난다. 증상의 심화 정도와 개인적 성향의 차이가 있지만, 일반적으로는 증상의 악화 정도가 비슷하다면 하체(下體)보다는 상체(上體)가 빠른 효과를 나타내며, 몸통 부분이 가장 먼저 회복된다. 가장 늦게 회복되는 부위는 손과 발의 관절 부위로 잠시도 쉬지 않고 움직임으로 인하여 새살이 안정적으로 자리 잡기가 힘들기 때문이다.

더욱 세분하면 얼굴에서는 머리와 이마 및 귀가 빠르고, 다음으로 뺨 부위가 회복되며, 눈과 목 및 입 주변이 가장 늦게 회복된다. 몸통에서는 등과 배의 한가운데부터 회복되어 점차 옆구리 쪽으로 범위가 넓어지는 양상으로 치료 과정이 나타나서, 옆구리가 늦게 호전되며, 겨드랑이는 가장 늦게 호전된다. 상지(上肢)와 하지(下肢)에서는 일반적으로 관절이 아닌 부위가 먼저 호전되고, 팔꿈치와 무릎의 전후가 비교적 늦게 호전되며, 다리가 연결되는 엉덩이(고관절)는 조금 더 늦고, 손목과 발목이 가장 늦게 호전된다. 손은 손등이 가장 먼저 좋아지고 손가락 관절 부위가 가장 늦으며, 발에서는 발등은 비교적 빠르나 발바닥이 가장 늦고 발가락은 보통의 속도로 호전된다. 남자의 성기와 고환도 치료가 더디며, 인체의 각 부위 중에서는 일반적으로 유두(乳頭)의 아토피가 가장 더디게 치료된다.

결국 빨리 호전되는 부위를 나열하면 머리, 이마, 귀, 가슴, 등, 배, 팔뚝(상박과 하박: 上膊, 下膊), 허벅지, 장딴지, 손등, 발등이고, 그다음은 뺨과 옆구리 및 큰 관절 부위이며, 가장 늦게 호전되는 부위가 눈, 입, 목, 겨드랑이, 손목, 발목, 손가락, 손바닥, 발바닥, 유두 등이 가장 늦게 호전된다. 일반적으로 움직임이 많은 부위는 치료 속도가 느리고, 고정되어 움직이지 않는 부위는 치료 속도가 빠르다.

04
아토피의 분류

1) 연령에 따른 분류

① 유아형

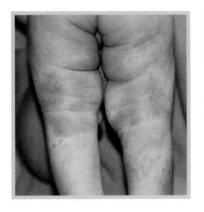 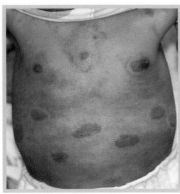 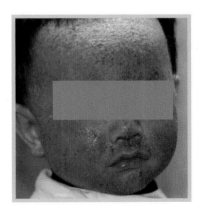

유아형 아토피는 흔히 태열이라고 말하는 것으로 주로 생후 2~6개월 사이에 나타나며, 지속될 경우 소아형 아토피로 발전하게 된다. 유아형 아토피는 태열을 통한 피부 반응으로 임신 중 자궁 속에 머물던 10개월 동안에 엄마의 영향으로 기호식품이나 깨끗하지 못한 음식물의 섭취 및 스트레스 등으로 태아의 혈액 속에 열을 유발하는 독소가 쌓이거나 유전적 성향으로 출산 후 발병한다. 전체 유아의 20% 내외에서 볼 수 있으며, 양 뺨에 불그레하게 부분적인 홍반(紅斑) 증상으로 시작해 얼굴과 머리에 붉은 반점과 수포·진물·딱지 등이 생기며, 유아아토피의 특성은 급격히 전신으로 진행되기도 한다는 것이다. 유아형은 성장하여 첫돌 정도 되면 흉선의 발달에 따라 면역기능이 정상화되면서 호전되는 경우도 있다. 이런 이유로 과거에는 "흙을 밟으면 낫는다."는 말도 있으나, 오염된 환경과 음식의 변화에 따라 근래에는 저절로 치료되는 경우는 드물고 대부분의 태열은 아토피로 진행된다. 특징은 변화가 급속하여 갑자기 얼굴 및 머리가 상처투성이의 진물 덩어리로 변하기도 하고, 두면부(頭面部)의 습진과 전신의 태선화로의 진행이 빠르다. 반면에 유아는 성인에 비하여 피부의 재생 속도가 빠르고 음식관리도 수월하므로, 치료도 훨씬 빠르고 치료율도 높다. 즉 악화가 빠른 만큼 정확하게 치료만 한다면 증상의 호전도 그만큼 빠르다.

② 소아형

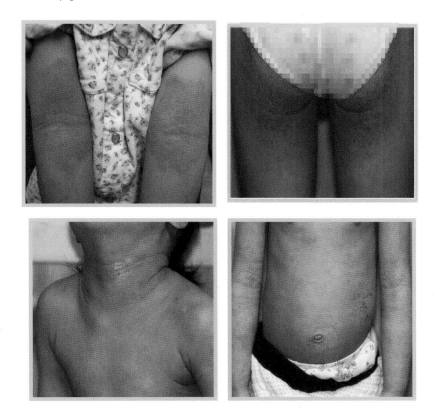

　　소아형은 소아에게서 나타나는 아토피로 특징은 피부가 태선화로 진행되어 피부 건조증과 가려움증이 주 증상이다. 대개 팔꿈치와 무릎의 접히는 오금이 심하며, 얼굴·목·손목·발목에도 건조한 구진(丘疹), 태선화(苔癬化) 및 눈 주위의 홍반(紅斑)과 부종(浮腫) 등이 생긴다. 유아형 아토피보다는 진물이 적고 건조하며, 가려움증으로 피부를 계속 긁어 상처가 남고, 피부가 마르고 건조해져 두꺼워진 태선화로 진행된다. 대부분은 유아형 아토피가 치료되지 못하여 소아형으로 진행하지만, 근래에는 식품 첨가물이 많은 과자류나 패스트푸드, 햄, 소시지 종류 등 깨끗하지 못한 먹을거리 때문에 새로이 발생하는 경우가 증가하는 추세이다.

③ 성인형

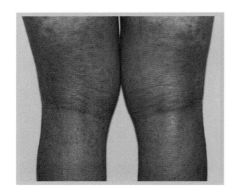
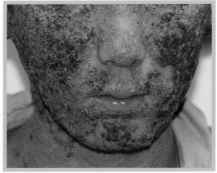
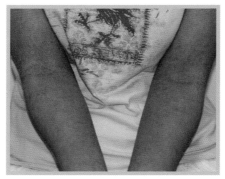

성인형은 아토피가 만성형으로 오래 지속되다가 면역 기능의 불균형이 오게 되면서 심화되는 피부 유형으로 태선화와 더불어 다양한 증상이 나타나며, 피부층의 변이와 더불어 급격한 신체기능의 이상과 합병증을 동반하

게 된다. 면역기능은 쉽게 좋아지기 힘들며, 정신적·사회적·환경적 요인들에서 다양하게 영향을 받기 때문에 피부 재생 치료에 많은 시간을 필요로 한다. 사실 성인아토피의 주원인은 생활 습관과 관련되며, 환경공해와 인스턴트식품에 의하여 발병하여 악화되고, 구체적으로 집먼지진드기, 꽃가루, 곰팡이, 시멘트 독, 식품첨가물과 화학조미료 등이 주원인이라고 할 수 있다. 소아형 아토피가 치료되지 못하고 나이가 들어 성인이 되어 성인형 아토피로 나타나는 경우가 많지만, 근래에는 성인이 되어 갑자기 발병하는 경우가 급속히 증가하는 추세이다. 심지어는 80세에 아토피가 처음으로 발병하여 고통받는 할아버지도 계셨을 정도로, 50대 이후에도 새롭게 발병하는 사람이 많은 것이 문제이다. 2005년도 통계에 의하면, 4년 전인 2001년보다 성인아토피 환자가 13배나 증가했다고 하며, 아마 그 이후는 또 몇십 배로 증가했을 것이다. 성인아토피는 병력 기간이 얼마 안 되었거나 피부의 손상 정도가 심각하지 않다고 하더라도 면역기능의 저하라는 면에서는 이미 심각한 상태임을 알아야 한다. 따라서 성인아토피의 치료는 그만큼 힘들고 어려운 난치성 질환이며, 오랜 병력 기간으로 유·소아 아토피보다는 몇 단계 진행된 증상으로 인하여 성인들은 고통받는 정도가 아이에 비해 훨씬 심각하고, 경제활동을 하기가 어려워 국가나 사회적으로도 크나큰 손실이다. 그동안 한·양방과 민간요법까지 거의 모든 치료법을 섭렵해 보았지만, 피부는 별다른 호전을 보이지 않음으로 인하여 생긴 불신의 벽을 깨기가 참으로 어렵다. 온갖 난무하는 치료 방법을 두루 섭렵하고, 장기간의 관리를 위해 사용해 온 보습제와 각종 세제의 구입에 들어간 비용도 엄청나다. 치료를 하다 보면 장기간의 병력으로 환자 나름의 관리 노하우를 갖고 있으며, 또한 타인의 치료법을 인정하지 않으려는 고집이 무척 강하여 그

편견을 버리고 새로운 치료를 시도하도록 유도하기가 쉽지 않음을 느낀다.

이 책에서 주로 성인아토피에 주안점을 두고 치료와 관리 요령에 대하여 설명하지만, 유·소아아토피의 치료 관리 요령도 별반 다를 것은 없다. 단지 피부의 호전과 악화로 변하는 반응이 훨씬 신속하고 빠를 뿐이다.

2) 증상에 따른 분류(9종류)

① 홍반(紅斑, erythema)

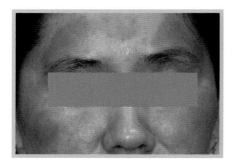
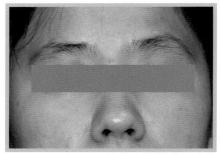

치료 전   치료 후

피부에 붉은 반점이 나타나기 시작하는 것으로 주로 양 볼부터 시작되는 아토피의 아주 초기 상태이며, 가려움증이 약하게 동반된다. 아토피 피부염의 초기 증상으로, 치료가 시작되면 피부에 얇은 각질이 생겼다가 탈락하고 가려움증이 점차 사라지면서 뽀얀 살결로 곧 회복된다. 다만, 감기와 37℃ 내외의 미열에만 주의하면 매우 짧은 시간에 아토피 피부염에서 벗어날 수 있다.

② 부종(浮腫, edema)

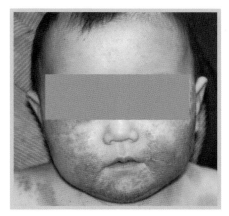

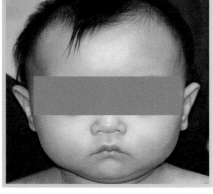

치료 전   치료 후

아토피를 앓는 분 중에는 부종이 나타나는 경우가 있는데, 특히 얼굴과 눈꺼풀에 많이 발생하며, 이는 조직의 틈 사이에 조직액이 고인 상태로 몸의 면역 체계 이상으로 나타나는 현상 중의 하나이다. 부종은 남성보다 여성에게 많으며, 특히 영·유아처럼 나이가 어릴수록 많이 발생한다. 치료가 시작되면 부종은 수일 내에 가라앉고 각질들이 발생하게 되며, 간혹 감기 증상이나 여성의 생리 및 남자의 마스터베이션 등으로 부종이 다시 동반되기도 하지만, 조금만 인내하고 관리하면 바로 부종이 빠지고 각질의 생성과 탈락을 반복하면서 치료되어 간다. 아토피의 초기 증상이라 할 수 있다.

③ 구진화(丘疹化, population)

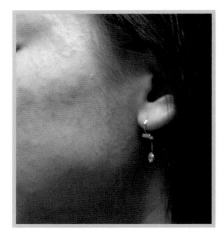
치료 전

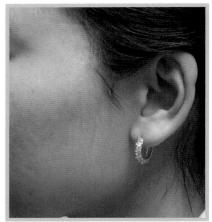
치료 후

아토피가 점차 심해지면서 붉게 부어 있는 부위가 언덕처럼 연결되어 나타나는 증상을 구진화라고 한다. 구진화의 경우는 대개 홍반과 부종을 함께 동반하며, 진물과 가피 등이 복합적으로 발생하기 때문에 치료 시작과 함께 많은 각질이 생성과 탈락을 반복하면서 호전되어 간다. 일반적으로 치료를 시작하면 높은 언덕 모양의 구진은 각질이 탈락하는 횟수에 따라 점차 낮아지기 시작하지만, 홍반의 범위는 더욱 넓어지는 경향이 있는 중간증 정도의 아토피라고 할 수 있다.

④ 삼출(滲出, 진물, oozing)

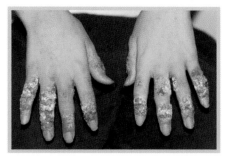
치료 전

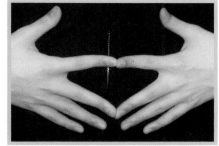
치료 후

　습진과 유사하지만 삼출은 염증에 의하여 상처·수포·부종·발진을 동반하며 피부 표면에 고인 조직액, 혈액, 농(膿, 고름), 독소 등이 흘러나오는 상태로, 급격한 호전과 악화를 반복하게 되는 유형이기 때문에 지속적인 관리와 약물 치료를 병행해야 한다. 상처 관리 후 3～4일이 지나면 붉은 새살이 돋기 시작하지만, 아직은 완벽한 자신의 피부가 아니며, 이때 붕대를 감아서 상처를 보호해 주면 붉고 얇은 새살이 점점 뽀얘지면서 튼튼해지고, 차차 주위 피부와 같은 색을 띠게 되면서 땀이 나기 시작하면 그때야 비로소 본인의 진짜 피부라 할 수 있다. 삼출은 습진처럼 재발의 빈도가 매우 높은 아토피의 유형으로, 진물이 멈추었다가 재발하기도 하지만 치료를 병행하면 이전보다는 진물 부위가 작아지고 진물의 양도 점차 감소하면서 치료되는 아토피이므로 철저한 식이요법과 자기 관리가 매우 중요하다.

⑤ 가피(痂皮, crust)

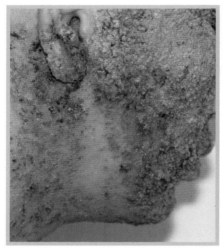 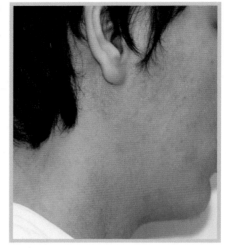

치료 전   치료 후

　　삼출로 진물이 분출되어 굳은 진물 딱지나, 상처가 아물어 생기는 피딱지가 가피를 형성해서 가피 속의 새살을 보호하여 상처를 빠르게 회복시키려 하는 상태로, 이 가피를 건드리거나 뜯지 않는 것이 매우 중요하다. 만약 손으로 가피를 뜯거나 장시간의 목욕으로 딱지가 떨어지면, 진물이나 상처가 다시 생기게 되어 새로이 가피를 형성하게 되므로 치료 기간이 그만큼 길어지게 된다. 가피를 뜯지 않도록 손톱을 짧게 깎는 것은 기본이고, 환부를 붕대로 감아 주거나 면장갑을 착용하는 등의 세심한 관리가 필요하다.

⑥ 찰상(擦傷, excoriation)과 2차 감염

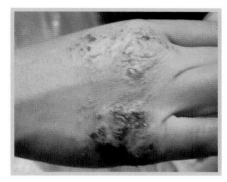 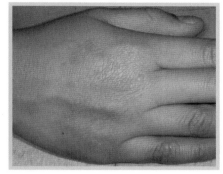

치료 전　　　　　　　　　　　　　　치료 후

　아토피가 심해지면 피부가 갈라지기도 하며, 가려움증으로 인해 피부를 긁다 보면 피부에 상처가 생기는데, 세균에 의한 2차 감염이 이런 상처에 발생하게 되면 아토피가 악화되며 화농성 피부염으로 발전하기도 한다. 찰상과 2차 감염은 피부에 손을 대지 못하도록 하는 것이 매우 중요하며, 치료 시작과 함께 상처에 철저한 소독과 상처치료용 외용제를 병행하는 것이 치료에 도움이 되고, 붕대로 감싸 주어 자극을 줄이면 더욱 빠르게 호전된다. 상처가 아물어 가며 딱지가 앉게 되면 새살이 생기는 가려움이 동반되지만, 붕대를 감아 주거나 손에 장갑을 끼워서 상처에 손을 대지 못하도록 하면 치료 속도가 더욱 빨라진다.

⑦ 건조(乾燥, dryness)

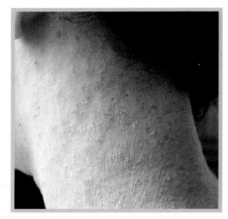 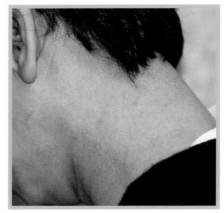

치료 전   치료 후

　대부분의 아토피성 피부질환에 나타나는 증상으로 피부가 매우 건조해져서 가려움증이 유발되며, 병변이 악화될수록 더욱 건조함이 심해진다. 이때는 수분 증발을 막는 외용제(보습제)를 사용하여 피부의 보습을 철저히 해야 가려움증이 줄어들어 관리가 쉬워진다. 치료가 진행되면서 각질들이 탈락하고 새살이 돋는 과정을 여러 번 반복하게 되며, 땀이 나기 시작하면서 점차 건조함은 사라지고 피부에 윤기가 생긴다.

⑧ 태선화(苔癬化, lichenification)

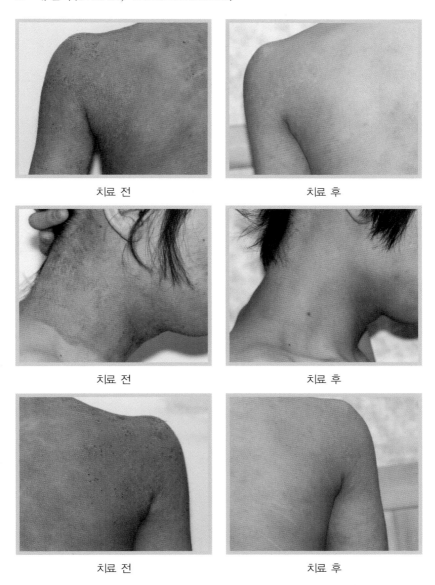

치료 전   치료 후

치료 전   치료 후

치료 전   치료 후

태선화는 아토피 피부염의 가장 중증 단계로, 만성적 피부 손상에 의해 피부가 두꺼워져 나무껍질처럼 거칠어지고 코끼리 피부처럼 두꺼워져서 마치 피부에 두껍고 딱딱한 나무껍질을 한 겹 붙여 놓은 듯한 상태로 붉은 피부와 검은 피부가 혼재한다. 다른 종류의 아토피 치료와 다른 점은 피부 상태가 호전되면서 두꺼운 피부에 많은 변화가 일어나고, 시간이 경과할수록 피부는 점차 얇고 부드러워진다. 한약 복용 후 3～10일이 지나면 두꺼워진 피부에서 각질의 생성과 탈락이 수없이 반복되어 점차 시간이 지날수록 피부가 얇고 부드러워지며, 피부에 여드름 비슷하게 독소가 배출되기도 하고 수포가 생기기도 한다. 그 이유는 피부 속의 노폐물과 독소가 배출되는 것으로 융기된 염증 봉우리 끝부분에 새까만 딱지가 생기는 특징이 있으며, 한 번 독소가 배출된 자리에는 다시 생기지 않고, 치료가 되면서 차츰 생기는 빈도와 크기가 줄어든다. 일반적인 상처의 딱지는 갈색으로 생기지만, 아토피가 치료되면서 나타나는 염증의 융기된 봉우리 끝부분에는 아토피 인자의 독소가 배출되어 새까만 딱지가 앉았다가 떨어지고, 한 번 딱지가 생겼던 자리에는 다시 생기지 않는 특성이 있다.

⑨ 암화(暗化, darkening)

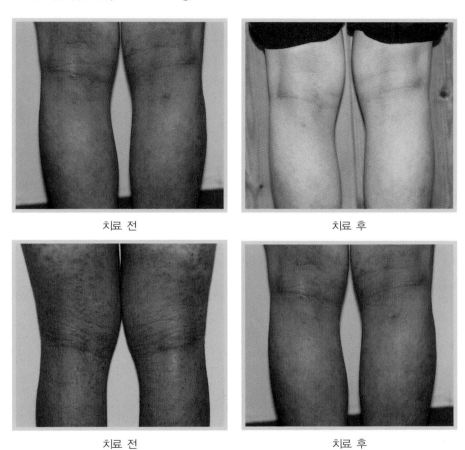

치료 전 　　　　　　　　　　　치료 후

치료 전 　　　　　　　　　　　치료 후

　태선화와 함께 아토피의 최종 단계로 오랜 시간에 걸쳐 아토피 병변이
진행되면, 피부가 점차 검게 변하여 가려움증이 완전히 소실되어도 피부
에 검은 흔적이 자리 잡아 피부에 얼룩이 생기면 완치된 것은 아니다. 대

개는 태선화를 동반하며, 그만큼 오랜 기간 병변이 심해졌다고 볼 수 있다. 따라서 치료기간도 그만큼 오래 소요되고, 설령 태선화가 풀렸다고 해도 암화된 피부의 색이 정상적인 뽀얀 색으로 돌아오는 데는 시간이 더 필요하다.

05

아토피의 일반적인 관리와 예방 방법

1) 아토피의 악화 요인과 치료가 어려운 이유

아토피를 악화시키는 요인은 아토피의 원인이 될 수 있는 많은 요인들이 모두 관련되어 딱히 어떤 특정 원인에 의해 아토피가 악화된다고 말할 수는 없다. 환자 자신이 아토피 증상의 호전과 악화를 구별할 수 있는 이해력이 부족하며, 아토피를 악화시키는 경로가 다양해서 어디서 자극을 받았는지 찾기가 어려운 점, 또한 정해진 패턴에서 벗어날 수 없는 열악한 생활환경으로 인하여 악순환의 고리가 계속적으로 반복될 수밖에 없다. 이 밖에도 기존의 잘못된 치료법으로 인한 치료의 지연과 수없이 난무하는 아토피 치료제와 제품들의 상업성으로 인하여 혼란이 야기되며, 아토피를 초기에 치료하지 못하고 계속해서 지연시킴으로 인하여 아토피가 만성화되어 성인아토피 환자가 기하급수적으로 증가하고 있다. 하지만 그 원인을 크게 구분하면 대체로 다음에 나열하는 부류에 속하게 된다.

♣ 죽고 싶을 정도로 참기 힘든 가려움증.

♣ 신체에 악영향을 주는 생활 패턴: 가려움증이 잠을 못 잘 정도로 밤에 더욱 심해져 주로 밤에 활동하고 낮에 잠자는 악습 반복.

♣ 열악한 주거환경: 유해한 화학 물질이 포함된 인테리어용 건축자재 (플라스틱, 합판, 장판, 화학 접착제 등등), 새집증후군(시멘트), 집먼지진드기, 헌집증후군 등등.

♣ 피부자극제에 노출: 비누, 세제, 샴푸, 로션, 화학섬유로 된 새 옷, 새 책, 청소용품 등등.

♣ 사계절의 변화: 온도와 습도차가 많아 계절 변화에 적응하기 어려운 국내 여건.

♣ 면역력이 약한 상태에서 세균과 바이러스 및 곰팡이에 노출.

♣ 공기오염에 의한 환경오염, 황사, 자동차의 배기가스 등등.

♣ 항생제, 성장호르몬, 화학비료로 키워진 식자재의 공급.

♣ 바른 먹을거리를 구하기 힘든 사회여건: 식품첨가제, 색소, 화학조미료, 방부제 등등.

♣ 육식과 지나치게 단 음식을 선호하는 식습관.

♣ 심하지 않다고 해서 보습제나 외용제만 장기간 사용하여 방치하고 악화됨.

♣ 민간요법이나 외용제 등 잘못된 치료법으로 인한 악화 및 치료지연.

♣ 지나친 상업성으로 인한 수없이 난무하는 치료제와 외용제품들.

♣ 정신적으로나 육체적으로 힘든 작업환경: 열악한 근무 환경이나 야간작업.

- ♣ 스트레스를 풀지 못하는 내성적인 성격.
- ♣ 아토피에 대한 이해 부족으로 인한 관리 소홀.
- ♣ 장기간의 병력으로 인한 가족들의 비협조와 그에 따른 치료의 방치 및 포기.
- ♣ 사회적으로 아토피의 치료 및 재활 시설의 부족과 오염 환경에 그대로 노출된 공공시설 같은 아토피 환자에 대한 배려가 적다는 점 등등.

2) 아토피의 예방 관리 방법

아토피의 가장 좋은 예방 방법은 인체의 면역 기능을 조절하여 아토피 인자가 체내에 침입하더라도 그것을 이겨 낼 수 있는 면역기능을 갖도록 몸 안의 원기를 부양(扶養)하는 것이다. 그러한 면에서 지나치게 깨끗한 집 안의 주거환경이나 육식을 선호하는 음식문화는 오염된 사회 환경에 대한 적응력을 떨어뜨린다. 필자가 어렸을 때에는 시골에서 한창 바쁜 농번기에 흙 마당에 밥상을 펴놓고 식사를 하다가 음식을 땅에 흘리면 곧바로 주워서 흙을 떼어 내고 먹기도 했으며, 조금 상한 음식도 그냥 먹었지만 배탈이나 설사 같은 증상은 나타나지 않았다. 이런 일련의 행동이 환경에 적응한 결과로 내 몸속에 좋지 못한 음식이 들어와도 스스로 이겨 낼 수 있는 원기가 있었던 결과이다. 또한 요즘에도 대부분의 난민들이나 아프리카 사람들은 거의 돼지우리 수준의 더럽고 지저분하며 열악한 주거환경에서 살고 있지만, 그들에게 전염병이나 다른 감염성 질환은 발생할지언정 아토피는 거의 발병하지 않는다. 따라서 아토피는 문명병이며 현대병이고,

과잉병이라고 할 수 있다. 그러므로 필자는 아이를 키울 때에 지나치게 과잉보호하지 말고 대충 놓아서 키우기를 권하며, 먹을거리도 몸과 머리에 좋다는 것만 골라 먹이는 것보다는 이것저것 골고루 먹이되, 힘이 들더라도 가능한 한 어머님들이 손수 손맛을 내서 직접 만들어 먹이기를 권장한다. 또한 아토피가 없는 아이들은 사과, 배, 감, 감자, 고구마 같은 대부분의 과일이나 먹을거리도 껍질을 벗기지 말고 껍질째 먹이고, 가능하면 씨앗마저도 먹기를 권한다. 모든 동식물은 자신이 갖고 있는 것 중에서 가장 좋은 것은 2세를 번식하는 데 사용하는 것이 일반적이다. 그 방법이 씨앗이라는 형태로 나타나며, 따라서 씨앗을 보호하기 위하여 씨앗 외부에는 어느 정도의 독소가 항상 존재한다고 본다. 아토피가 없는 건강한 사람들은 과일의 껍질에 존재하는 많은 독소를 평소에 먹고 이겨 내어 면역력을 기를 수 있기 때문이다. 하지만 아토피 환자들은 과일 껍질 속의 독소를 이겨 내지 못하므로 치료중에는 껍질을 벗겨 내고 먹어야 하며, 치료가 끝나서 건강한 몸이 되면 다른 사람들처럼 껍질째 먹으면서 독소를 이겨 내는 훈련을 하는 것이 바람직하다고 하겠다. 깨끗한 물에는 푸른 잉크를 한 방울만 떨어뜨려도 푸른 잉크물이 되지만, 푸른 잉크물에는 잉크를 더 많이 넣어도 별다른 색의 변화가 없는 것처럼, 평소에 무균실 수준은 아니더라도 지나치게 맑은 몸을 갖고 있다가 어느 순간 조금만 오염된 음식이나 환경의 영향을 받게 되면 그 영향에서 벗어나지 못하게 된다. 지나치게 맑고 깨끗한 물에는 물고기가 살 수 없는 이치와 같다고 할 수 있다. 변화에 적응할 수만 있다면 환경이나 음식 모두 적당히 지저분하고 깨끗하지 않아도 인간이 질병 없이 살아가는 데에는 아무런 문제가 없다.

아토피의 관리는 대체적으로 아토피 유발 인자로부터 회피하는 회피요법과, 내 몸 안의 면역력을 키우는 방법이 주를 이룬다. 하지만 회피요법은 회피대상을 마냥 피할 수만은 없기 때문에 한계가 있다. 또한 환자의 정신적, 육체적, 심리적인 측면이 복합적으로 모두 함께 고려되어야 관리가 가능하지만, 세분하여 나열하면 대체로 다음과 같은 범주에 속한다.

- ♣ 장시간의 교육이나 컴퓨터 사용 금지.
- ♣ 일찍 자는 습관(면역계의 균형을 유지): 인간은 밤에 자고 낮에 활동하는 동물이다.
- ♣ 옷, 침구류의 세탁 방법: 새 옷이나 새 침구류는 반드시 세탁한 후에 사용한다.
- ♣ 몸에 맞는 음식 섭취: 치료 과정 중에는 음식 반응이 없는 화식 식단으로 골고루 영양 섭취(치료가 끝난 후에는 모든 음식을 섭취해도 무방함).
- ♣ 스트레스를 이겨 내기 위한 심리적 컨트롤과 해소법의 터득.
- ♣ 자신의 몸에 적당한 온도와 습도의 유지: 가습기나 난방의 활용.
- ♣ 자극이 없는 보습제와 세제의 사용: 석유화학계의 계면활성제 같은 유해한 화학 물질이 포함된 제품을 배제하고 자극이 없는 천연 제품으로 사용.
- ♣ 아토피 악화 요인이 되는 유혹(음식, 컴퓨터 게임, 자위행위 ……)으로부터 이겨 낼 수 있는 정신 교육과 마인드 컨트롤.
- ♣ 정기적이고 자신에게 맞는 운동: 자신의 체력에 무리한 운동은 도리어 아토피를 자극하는 역효과를 가져오므로 유산소 운동으로 시작하여 점차 체력에 맞게 운동량을 늘려 간다.
- ♣ 주거환경에 대한 개선: 유해한 화학 물질이 없는 친환경 제품으로 개선.

♣ 규칙적인 생활 습관과 생활에 긍정적인 긴장감을 유지해 줄 수 있는 여건: 지나치게 편안하고 이완된 생활은 나태하고 무기력해져 면역계의 불균형을 가져오므로 조금은 긴장된 생활이 아토피 관리에 도움이 된다(활어 운반 차량의 물탱크에 상극하는 다른 종의 활어를 같이 넣고 운반하면 적당한 긴장감으로 생존율이 증가함).

♣ 자신의 몸에 맞는 목욕법: 지나친 청결은 일시적으로는 도움이 될 수 있지만, 장기적으로는 몸의 면역력을 약화시킬 수 있다(몸의 상태에 따라 다르게 적용).

3) 아토피 환자에 대한 이해

a. 환자의 고충과 그에 대한 이해

아토피 환자의 고충은 심리적인 면, 육체적인 면, 생활적인 면으로 나눌 수 있다. 먼저 심리적인 측면에서는 외모에서 드러나는 부담감과 아토피 증상이 외부로 발현됨으로 인한 사회생활의 어려움이 있으며, 중증 아토피 환자의 경우는 장기간 치료로 인한 우울증, 본인뿐만 아니라 가족들에게도 피해를 주고 있다는 피해의식, 타인과 단절되고 제한된 생활로 인한 자신감 부족, 피부 변이로 인한 심리적 불안감 등을 들 수 있다. 두 번째, 육체적인 측면에서는 수면장애로 인한 신체기능의 저하와 만성적인 피로감, 제한된 생활로 인하여 야기되는 체력저하, 중증아토피의 경우 심각한 합병증의 위험성 증가(대부분의 스테로이드 부작용, 백내장, 녹내장, 피부가 위축되어 얇아짐, 골다공증과 골괴사, 감염증의 증가, 대사 이상이나 전해질의 이상, 성장 지연, 피부의 변이, 탈모 등의 면역계 이상), 때와 장소를 가리지 않고 불규칙적으로 계속되는 가려움증과 자극으로 인한 육체적 괴로움 등이 있다. 마지막으로 생활적인 측면에서는 자극적이거나 해로운 음식에 대한 반응으로 사회생활의 어려움, 온도와 습도에 대한 반응으로 머물 수 있는 공간의 제한, 업무나 학교생활에서 가중되어 받는 아토피 피부의 자극, 아토피의 치료와 관리를 위한 경제적인 부담 등을 들 수 있다. 이러한 아토피안의 고충을 잘 이해하고 그들의 고통을 나의 고통으로 여기는 마음이 먼저 앞서야 하며, 가족 간에도 서로 믿는 신뢰감이 있어야 관리와 치료가 가능하다. 거듭 말하지만 아토피의 치료는 의료인이나 약물이 하는 것이 아니라 환자 본인의 몸이 스스로 자가 치료하는 것으로, 의료인이나 약물은 조금의 도움을 주는 보조적인 역할을 할 뿐이며, 따라서 아토피를 치료하고자 하면 가족이나 주변인들의 협조가 절대적이다.

아토피 환자의 고통은 아주 심각해서 겪어 보지 않은 사람은 그 고통을 이해하기가 힘들다. 정도의 차이는 있겠지만, 중간증 정도의 아토피부터는 환자가 느끼는 고통이 상당히 크기 때문에 진료에서는 먼저 의료인이 아토피 환자의 고통이나 몸의 반응들을 잘 이해하고 있어야 하며, 환자의 고통을 나의 고통으로 여기는 마음이 절실히 필요하다. 아토피 환자가 언제 잠을 못 자는지, 언제 가려운지, 언제 힘든지, 가족 및 주변인과의 관계는 어떤지 등 많은 부분을 이해하고 있어야만 환자와 대화가 이루어질 수 있다. 환자는 고통이 말할 수 없이 크다고 호소하는데도 의료인이 별일 아니라는 식으로 회피해 나가거나, 환자의 감성과 불일치하게 되면 환자의 마음을 잡아낼 수 없다. 또한 아토피 환자는 감정의 변화가 심하다. 그동안의 여러 가지 치료로 많은 고생을 한 경우도 있고, 아토피 증상이 어떻게 호전되는

지 알지 못해서 조급해지기도 한다. 따라서 의료인은 호전과 악화에 대한 정확한 지식을 갖고, 이를 바탕으로 리더십을 발휘하여 환자의 태도나 여러 가지 습관에 대해 잘못된 부분을 지적하고 개선시켜 나가도록 유도하는 것이 반드시 필요하다.

b. 아토피 환자들의 생각과 생활개선

대개 초기 아토피 환자는 정신적으로나 육체적으로 큰 영향을 받지 않은 상태이지만, 중간증 아토피 환자의 경우는 불편한 일상생활과 심리적인 영향으로 정상적인 생활에서 많은 어려움을 가지고 있다. 자신의 감정을 컨트롤하지 못하기 때문에 심각성을 인지시켜 주고 잘못된 생활습관과 식습관을 하나씩 고쳐 나가면서 정상적인 면역력을 유지할 수 있는 최상의 생활 습관을 갖도록 유도해 가야 한다. 하지만 중증 아토피 환자의 경우는 일반적인 사회생활이 어려운 상태로 주로 집에서 보내는 시간이 많으며, 장기간 아토피로 고생하고 있는 단계이므로, 자신의 일상적인 생활의 리듬을 잃어버린 상태이다. 또한 생활력 저하로 기초 체력이 현저히 떨어져 있으며, 정신적·육체적으로도 깊은 공황 상태인 경우가 많다. 또 자신이 이미 알고 있는 치료법으로 치료할 수 있다는 일념으로 병증을 더욱 악화시키는 경우가 많으며, 그로 인해 가족과의 불화와 대인 기피증 등의 심각한 심리상태를 갖게 되고, 삶을 자포자기 상태로 유지하는 경우를 가끔 볼 수 있다. 불치병처럼 보이던 중증의 아토피 피부가 서서히 치료되어 가면 자신감을 되찾게 되고, 그에 따라 장기간 불규칙했던 생활습관들을 규칙적이고 정상적인 습관으로 유도해서 사회에 복귀할 수 있는 준비를 할 수 있도록 지도해 가야 한다. 이 과정에서 대부분의 환자들은 장기간의 나태와 게으름 및 무기력감 등으로 치료 과정을 기다리는 것을 힘들어하지만, 장기간 심각한 아토피 증상으로 인한 자신감 부족과 체력 저하 및 생활의 리듬을 잃어버린 상태이기 때문임을 알아야 한다. 그러므로 때에 따라서는 강제적이거나 억압적인 설득을 필요로 하는 경우도 있다.

c. 악화되었을 때의 대처법

만약 치료 과정 중에 아토피가 악화되었다면 그 원인이 무엇인지를 정확히 알고 찾아내야 시정이 되고 다시금 호전시킬 수 있게 된다. 아토피가 악화되는 원인을 크게 나누면 한약 처방의 적절성 여부와 체질의 관계, 주거환경의 변화, 정신적인 스트레스, 감기의 유무, 예방 접종의 여부, 발열의 유무, 금기 음식의 섭취 여부, 생리의 유무, 섹스나 마스터베이션 행위의 여부, 지나친 과로나 육체적 스트레스, 지나친 컴퓨터 게임, 수면 시간대의 변화, 장시간의 외출이나 여행 등을 세심히 살펴서 악화의 원인이 무엇인가를 알아내어 시정하면 다시금 호전되어 가는 것을 볼 수 있다.

아토피가 있을 때는 항상 섭취하는 음식의 종류와 몸의 반응을 체크해 보아야 한다. 건강한 몸 상태에서는 음식에 대한 반응이 거의 없지만 생활 여건의 변화로 인해 면역력이 순간적으로 떨어지게 되었을 때에는 다시 아토피 반응이 나타날 수 있는 여건이 발생하기 마련이다. 음식 반응은 일반적으로 3일 정도까지 영향을 미치며, 금기 음식을 섭취하면 쇄골 아래 몸통 부위와 팔과 다리가 유난히 가려워져서 긁게 된다. 또한 총알이 장전된 총이라 하여도 방아쇠를 당기지 않으면 아무런 문제없이 안전하지만, 방아쇠를 살짝 당기는 정도의 아주 미약한 힘이 가해지는 순간 발사되어 사고가 나듯이, 흔히 '방아쇠 효과'라 하여 미량의 독소가 있는 음식도 장기간 반복적으로 섭취하면 독소가 누적되어 어느 한순간 아토피가 발병하기도 하고 심하게 악화되기도 한다.

감기나 발열 및 예방 접종의 경우는 대개 목 위 부위, 즉 머리·얼굴·목의 증상이 심해져서 부종과 진물·태선화를 수반하게 되며, 특히 어린아이의 경우는 귀밑이 찢어지는 경우가 많다. 이런 경우는 감기약이나 해열제를 복용하여 신속히 열을 떨어뜨려 주어야 정상적인 치료 반응으로 돌아오며, 경험상으로는 열이 내렸다 해도 2, 3일 정도는 해열제를 더 복용하는 것이 치료 기간을 단축시킬 수 있다. 자세한 내용은 6장 <화식면역요법에 의한 아토피 치료>의 주의 사항을 읽어 보면 많은 도움이 될 것이다.

이렇게 다시 아토피 증상이 악화되기 시작하면, 악화의 원인을 정확히 찾아서 그 원인을 제거하고, 생활환경의 개선과 더불어 식습관(화식식이요법)의 개선으로 아토피 자극을 최소화해 주면서, 운동과 생활 습관의 개선으로 몸을 정상적인 상태로 유도해 나가야 정상적인 치료 과정으로 복귀하게 된다. 이후에는 새살이 증식되어 피부 밖으로 노출되고, 처음으로 자라나기 시작한 연약하고 부드러운 새살이 튼튼해지고 단단해지기를 시간을 두고 기다리면 된다. 치료 기간을 결정하는 요소로는 태선화의 두께, 증상의 심한 정도, 섭취 음식의 질과 양, 유해성 없는 깨끗한 환경, 나이 등에 따라 치료 기간이 달라진다. 무엇보다 그동안 치료 과정에서 사용한 스테로이드의 양과 기간 및 강도 등이 아토피 치료 기간을 결정하는 가장 중요한 변수이며 스테로이드를 사용하고 있는 환자의 현재 상태는 실제의 정확한 증상의 표현이 아니라 실제로는 훨씬 심각한 상태라는 것을 알고 있어야 하고, 대부분 치료 과정에서 좁쌀이나 여드름 같은 독소가 뿜어져 나오며, 장기간 강력한 스테로이드를 사용하여 피부가 심하게 손상된 경우는 누런 진물이 줄줄 흘러나오는 경우도 있으며, 심지어는 진물의 분출이 한 번으로 끝나지 않고 여러 번 반복하는 경우도 있다.

아토피 치료에 있어서 아토피라는 질병이 좋은 점(?)은 두 가지로 요약된다. 먼저 아토피라는 질병이 감염성 질환이 아니라 자가면역성 질환이기 때문에 아무리 환자의 피부와 접촉을 하고 비벼대도 타인에게 전염되지는 않는다는 것이다. 그러한 면에서 아토피 환자들은 사회생활에서 타인을 만나거나 접촉하더라도 위축되거나 의기소침해질 필요는 절대로 없다. 용기 있고 씩씩하게 사회생활을 하면 된다. 두 번째로 좋은 점이라면, 극심한 가려움증을 참지 못하고 긁어서 생긴 진물과 딱지와 상처투성이로 피부증상이 아무리 심하게 볼품없는 피부라 하여도 치료가 끝나면 흉터가 하나도 없이 정말로 깨끗하고 뽀얗고 부드러운 피부로 바뀐다는 사실이다. 이 점은 아토피 환자들의 고통을 생각하면 얼마나 다행인지 모른다. 따라서 내가 아토피 환자라고 하여도 사회생활에서 위축될 필요는 없으며, 단지 내가 조금 고통스러울 뿐이라고 생각하면서 치료 기간을 견디어 내면 된다.

06

화식면역요법에 의한 아토피 치료

1) 화식면역요법에 의한 아토피 치료방법

a. 화식면역요법이란 무엇인가

화식면역요법이란 그 원인이 정확히 밝혀져 있지 않으면서, 발병하면 극심한 가려움증이 호전과 악화를 반복하는 자가면역성 질환인 아토피, 건선, 태열, 습진, 수포성표피박리증 등 난치성 피부질환에 효과가 높은 신창한의원의 새로운 아토피 치료 방법이다. 자가면역질환은 면역력이 정상으로 조절되면 분명히 자연적으로 치료되는 질환인데, 신창한의원에서는 아토피나 건선 같은 난치성 피부질환을 자가면역성 질환으로 인식하여 그 주요 원인을 인체 내부의 면역체계의 교란에 따른 인체 내부의 질환으로 파악했다. 아토피의 수많은 원인 중에서 유전과 환경적인 요소는 조절하기 어렵지만 먹는 음식물은 조절이 가능할 것으로 판단하여 인체 내부의 면역력을 조절하기 위하여 화식을 강조하는 아토피의 새로운 치료 방법이다. 무엇보다 깨끗하고 좋은 음식물을 섭취해서 면역력을 정상적으로 조절하여 아토피나 태열 같은 자가면역성 질환을 치료하고자 한다. 필자의 기본적인 생각은 자가면역성 질환인 아토피를 치료함에 있어서, 피부에 도포하는 외용(外用)의 방법은 근본적인 치료법이 될 수 없다고 본다. 그 이유는 자가면역성 질환은 인체 내부의 오장육부의 생리가 정상적으로 작동하지 못해서 발병하는 것이고, 따라서 오장육부의 기능이 정상적으로 작동하면 면역력이 조절되어 자연적으로 치료되고, 그래야만이 아토피가 근본적으로 치료될 수 있다고 보기 때문이다.

교란된 인체의 면역 기능을 조절하여 아토피를 치료하는 방법인 화식면역요법은 한약, 외용제, 화식식이요법 등 세 가지 요소가 복합적으로 작용하여 면역 기능을 조절하게 되고, 아토피 피부는 그에 따라 점차 치료된다. 첫째, 몸의 면역 기능이 교란되어 발병하는 자가면역질환 환자의 아토피성 체질을 일반적인 정상 체질로 회복할 수 있도록 유도하기 위하여 피부 증상의 개선 및 피부 재생을 빠르게 해 주는 한약(윤피청)은 장기간 복용 시에도 인체에 부작용이 없는 누구나 안전하게 복용할 수 있는 순하고 무해한 천연 면역제제이면서 동시에 강력하고 빠른 효과를 발휘한다. 둘째, 한약(윤피청) 성분을 함유하여 피부를 보호하고 관리해 주는 외용제(윤피청 화장품)는 천연 식물에서 추출한 성분을 다량 함유하여 가렵고 건조한 피부를 오랫동안 촉촉하게 유지시켜 주어 가려움증을 완화해 주고, 손상된 피부를 보호해 주는 효과를 나타낸다. 셋째는 화식식이요법으로 모든 음식을 기본적으로 익혀 먹는 것을 원칙으로 하며, 본인의 체질에 맞지 않는 음식을 먹지 않음으로써 몸의 면역력이 다시 교란되는 것을 방지하고, 치료기간 동안 음식에서 오는 악화 요인을 최대한 제거하여 신속한 치료에 도움을 준다. 화식면역요법이란 위의 세 가지 요소가 유기적으로 삼위일체를 이루어서 인체의 약해진 면역 기능을 증강시킴으로써 손상된 아토피 부위의 피부를 신속하게 재생시켜 준다. 특이한 점은 생성되는 각질은 아토피 피부나 병변 부위에만 발생하고, 정상적인 피부에서는 각질이 생기지 않는다. 재생된 신생 피부는 두꺼운 각질을 밀어내고 점차 정상 피부의 모습을 나타내어 궁극적으로 피부에서 땀이 나고 솜털이 자라나는 상태가 되어야만 비로소 완치라고 볼 수 있다. 화식식이요법은 치료 기간에만 적용되며, 피부가 어느 정도 재생되면 금지했던 음식물을 하나씩 먹어 가면서 최종적으로 모든 음식을 먹어도 아토피가 발생하지 않아야 비로소 '완치되었다'고 본다.

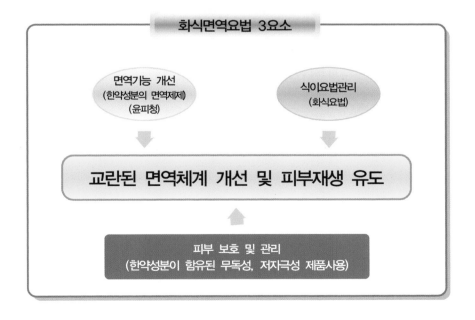

b. 왜 화식이어야만 하는가

지구상에 있는 모든 동물과 식물은 어느 정도의 독성을 모두 갖고 있으며, 엄격히 말하면 한의학에서는 그러한 독성 성분을 약으로 이용하여 질병을 치료하는 것이다. 결국 약(藥)과 독(毒)은 같은 개념이며, 따라서 질병과 일치하지 않는 모든 약은 인체에 독으로 작용한다(약독일체, 藥毒一體). 지구 위에 존재하는 모든 동식물 중에서 비교적 독성이 적고 화평한 약성을 가진 약재들이 우리가 먹는 음식물이며, 이러한 음식물은 면역력이 정상인 일반인에게는 건강과 생명 유지에 도움이 되지만 면역 기능이 교란되어 있는 아토피 환자들에게는 그마저도 독성으로 작용하여 아토피 피부를 더욱 악화시키게 된다. 더구나 피부의 손상이 심해진 환자의 경우 '긁어 부스럼'이라는 말이 있듯이 정상적인 피부 재생 능력이 저하된 상태에서 지속적으로 피부에 자극을 받게 되면 아토피가 악화되기 마련이다. 그렇기 때문에 한약의 복용과 더불어 이러한 위험요소를 최대한으로 제한하여 치료를 보다 빠르고 안전하게 이끌어 가야 한다. 피부의 상태가 정상적인 범위에 다다르게 되면, 자신 몸의 반응을 체크해 가면서 서서히 음식의 제한을 풀고 먹을 수 있는 음식의 종류를 점점 늘려 가며, 최종적으로 모든 음식을 먹어도 가려움증이 일어나지 않아야 비로소 '완치'라고 할 수 있다.

생식(生食)을 주장하는 사람들은 불에 익혀 먹는 화식은 음식물의 영양소를 파괴하기 때문에 오히려 좋지 않다고 말하기도 하지만, 면역력이 정상인 일반인과는 달리 면역력이 약한 아토피 환자들이 생식을 하면 음식물에 존재하는 고유의 독소를 중화하고 해독할 수 있는 능력이 떨어져 음식의 독소로부터 받는 면역력의 저하로 피부증상이 더욱 심해지며, 게다가 현대는 토질·공기·수질 등의 환경오염으로 인하여 동식물의 몸속에 중금속과 독소가 축적되며, 그 독소는 그대로 음식물을 통해 인체에 섭취되어 독소로 축적되어서 아토피 증상을 더욱 악화시킨다. 화식은 바로 이런 독소 제거에 가장 쉽고도 원천적인 방법이다. 화식을 하면 일정 정도의 독성을 중화하고 해독시킬 수 있으며, 실제로 100℃만 유지해도 인체에 해로운 세균의 90% 이상이 제거된다. 물론 100℃ 이상의 온도에서도 생존할 수 있는 세균도 있지만, 100종류의 세균을 모두 먹는 것과 10종류 이내의 세균을 먹는 것은 차이가 많다. 단지 '화식'이라는 하나의 단순한 행위로 우리는 섭취 가능한 독소와 세균의 90% 이상을 제거하는 셈이다. 따라서 자가면역성 질환인 아토피, 건선, 태열, 습진 같은 난치성 피부 질환의 치료에는 반드시 '화식이 중요하다'고 본다.

c. 아토피의 치료 목표 3단계

한의원의 아토피 치료의 목표는 크게 3단계로 나누어지며, 1차적으로는 스테로이드 사용을 중지하는 것이고, 2차 목표는 피부가 정상으로 회복되어 부드럽고 뽀얀 살색으로 돌아오는 것이며, 최종적인 3차 목표는 모든 음식을 먹어도 아토피가 발생하지 않아야 비로소 '완치'라고 할 수 있다.

일반적인 아토피 환자들의 내원 경위를 보면, 처음으로 발병하는 초기 단계에서는 대개 피부과나 소아과를 이용하여 스테로이드를 주로 사용하는 치료를 하게 된다. 아시다시피 스테로이드는 혈관을 수축시켜 소염 작용을 하지만, 잠시 진정시킬 뿐이고, 시간이 지나 약효가 떨어지면 증상이 더욱 심하게 발현하게 된다. 그 부작용 또한 이루 말할 수 없을 정도로 극심하다. 진료를 하면서 요즘에 더욱 걱정스러운 점은 어린 아기라도 증상이 심하면 저용량의 약한 스테로이드를 처방하지 않고 2, 3등급 정도의 강력한 스테로이드를 처방하는 경우를 종종 본다. 그 이후에 서서히 사용량을 줄여 가는 탈스테로이드의 과정(탈스)을 거치지만 탈스 반응의 고통은 오로지 아기와 부모님의 몫으로 남는 것이 안타깝다. 일반적으로 아토피가 발생하면 피부과나 소아과를 거쳐 민간요법까지 두루 섭렵해 보고, 그래도 치료가 안 되는 경우에 한의학적인 치료를 찾아 인터넷을 검색해 보고 본인이 가장 마음에 드는 치료 방법을 찾게 된다. 사실 한의원에 내원할 때는 벌써 중증인 경우가 허다하여 치료 기간이 오래 소요된다. 일단 스테로이드를 사용하지 않고서도 관리되고 생활할 수 있다면, 그것만으로도 치료에 많은 도움이 되었다고 할 수 있을 것이다. 물론 스테로이드제제도 경중인 경우에는 완치할 수 있으며, 다만 스테로이드의 강도와 사용 기간을 정확히 정하여 관리하면 치료될 수 있다. 스테로이드를 중지하고서도 화식식이요법과 한약으로 계속 치료를 하다 보면, 어느 순간 피부가 정상적으로 부드럽고 뽀얗게 변화되어 완치되었다고 인식하게 되는 2차 목표에 다다르게 된다. 하지만 아직은 본인의 완벽한 피부가 아니며, 이제부터 회복·관리 단계로 접어들어 하루에 3회 복용하던 한약을 하루에 2회, 1회로 줄여 가고, 그동안 금지했던 음식물도 하나씩 먹어 가면서 자신 몸의 반응을 보아 가며 점차 먹을 수 있는 음식물의 종류를 늘려 가서, 최종적으로는 모든 음식을 먹어도 아토피 반응이 없어야 비로소 완치라고 할 수 있다. 그러나 대부분의 환자들은 2차 목표인 피부의 정상화가 이루어지면 한약의 복용을 일시에 중지하고, 그동안 먹지 못하게 했던 유해한 음식물도 일시에 많이 먹는 경향이 있다. 아직 치료가 끝나지 않은 상태에서 임의적으로 치료를 중단하여 악화되었다고 하면서 다시 내원하는 환자들을 볼 때는 안타깝기도 하지만, 다시 치료를 시작하면 아주 빠르게 치료가 진행되고, 이번에는 완치될 때까지 치료하는 경향이 있다. 하지만 완치가 됐다고 해도 치킨이나 삼겹살, 햄, 소시지 같은 유해한 음식을 1주일 이상 매일 먹는다면 가려움증이 살짝 올라오는데, 이는 정상인에게도 마찬가지일 것이다. 이때는 곧바로 화식식이요법으로 돌아가서 며칠만 관리해 주면 다시 예전의 건강한 피부로 돌아가게 된다. 어떠한 질병의 치료도 재발이 없는 완벽한 치료는 있을 수 없다. 흔한 감기도 완치가 되었다 해도 일상생활 중에 감기에 걸릴 만한 환경을 만나면 다시금 재발하듯, 아토피의 치료도 일단 가려움증이 없는 정상적인 건강한 피부로 만들고 난 다음에는 본인이 의지를 갖고 꾸준히 관리해 가며 살아야 한다. 이런 정도로 일상생활에 큰 어려움 없이 관리해 가면서 살아갈 수 있는 정도라면 '완치되었다'라고 감히 말해 본다.

d. 아토피의 치료 과정 5단계

치료를 시작하면 모든 환자들은 다음과 같이 공통적으로 5단계의 과정을 거치면서 아토피가 치료되어 간다. 다만 환자의 나이, 병력의 기간, 사용한 스테로이드의 강도와 기간에 따른 사용량, 그리고 증상의 악화 정도에 따라 각 단계별로 기간의 차이는 있지만, 공통적으로 5단계의 변화 과정을 거치면서 치료되므로 현재의 치료 단계를 알고 있다면 앞으로의 피부 변화를 예측할 수 있을 것이다.

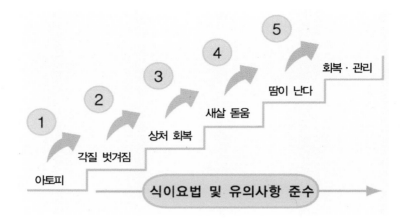

제1단계: 각질 벗겨짐(붉어지기 시작함, 겉 가려움 발생)

대부분의 아토피에서 나타나는 호전반응으로 치료 시작 후 3~5일 후부터 각질이 발생하기 시작하며 피부가 점차 붉어지게 되고, 피부가 정상적으로 회복될 때까지 계속 반복적으로 벗겨지게 된다. 이때 각질을 강제로 벗겨 내서는 안 되며 자연스럽게 벗겨지도록 해야 한다. 특히 목욕할 때에는 때를 밀듯이 피부를 벗겨 내지 말고 부드럽게 씻어 주는 것이 좋으며, 각질로 두꺼워진 피부가 벗겨지면서 각질 가려움이 동반되지만 몸이 좋아지면서 차츰 사라져 간다.

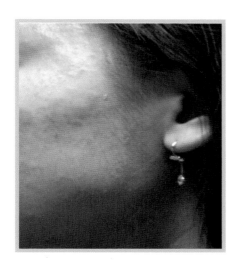
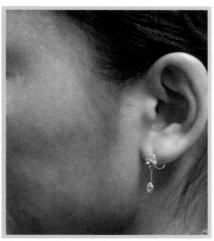

〈**참조 1**〉 태선화 아토피의 경우는 각질 벗겨짐이 매우 심하게 나타나며, 오랜 기간 손상으로 두터워진 피부를 빠른 시간 내에 벗겨 내므로, 각질의 양도 많고 각질 가려움도 크다.

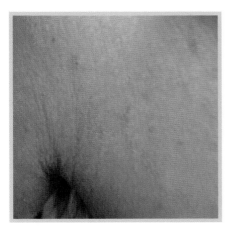
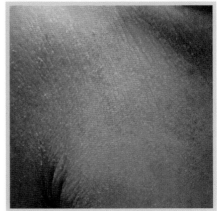

아토피의 최고 중증 단계인 태선화 아토피는 피부가 벗겨지는 데 많은 시간을 필요로 하며, 치료가 시작된 후 3∼5일 후부터 각질이 반복적으로 벗겨지기 시작하는데, 처음에는 딱딱하고 단단한 각질층이 서서히 벗겨지기 시작하며 그 후 본격적으로 크고 두꺼운 각질들이 벗겨져 나오게 된다. 피부의 손상도에 따라 그 벗겨지는 기간과 양이 달라지며 점차 얇고 작은 각질이 벗겨지면서 최종적으로 밀가루 같은 가루로 된 각질들이 탈락하게 된다. 이와 같이 각질 벗겨짐은 한 번에 끝나는 것이 아니라 피부에 새살이 완전히 돋기까지 계속 반복적으로 탈락한다.

제2단계: 상처 회복(가려움 발생)

각질이 벗겨지면서 진물, 염증, 긁어서 생긴 상처 등이 회복되기 시작하며, 증상의 경중에 따라 적절한 의약품으로 소독과 상처 치료를 겸해 주는 것이 좋다. 또한 상처나 각질의 벗겨지는 양이 많은 경우에는 목욕이나 세안을 자주 하지 말고 상처나 각질이 자연스럽게 회복되고 벗겨지도록 기다린 후에 부드럽게 씻어 주는 것이 필요하며, 이후에는 아토피 치료의 속도가 매우 빨라지게 된다.

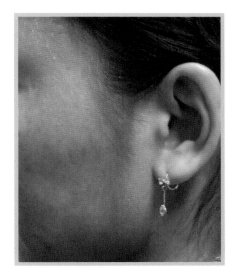 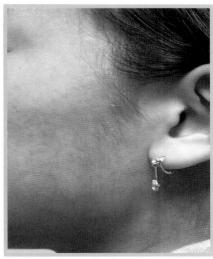

제3단계: 새살 돋음(속 가려움 발생, 붉고 피부가 얇아짐)

상처가 회복되면서 피부에 새살이 돋기 시작하지만, 이것이 본인의 완벽한 피부는 아니므로 더욱 세심한 관리가 필요하다. 새살이 돋으면서 가려움이 많이 유발되는데, 특히 밤에 더욱 심하기 때문에 잠잘 때에는 새살 돋은 부위에는 붕대를 감아 보호해 주거나, 의약품을 적절히 사용하여 새살 돋는 가려움을 완화해 주어야 한다. 특히 유·소아는 가려움증을 참기가 어려우므로 장갑을 끼워 주어 긁어도 상처가 생기지 않게 하거나, 부모님들의 적절한 상처 관리가 반드시 필요하다. 이 새살 돋는 가려움은 증상이 심할수록 더욱 많이 발생하지만 인내하며 견디어 내야 하고, 다시 얼마간의 시간이 지나면 새살 돋은 부위가 두툼해지면서 주위 피부색과 같은 색을 띠게 되며 자연히 가려움증도 감소하게 된다.

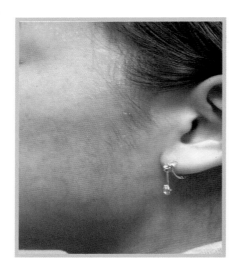
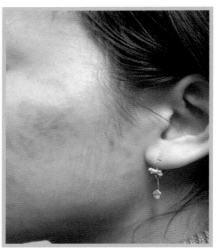

〈참조 2〉 새살 돋는 과정 중에 독소가 뾰루지나 수포 및 진물의 형태로 나타나게 된다.

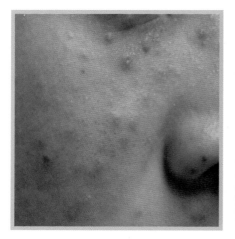
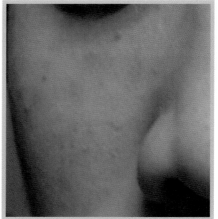

치료 중 새살이 돋는 과정 중에는 피부 속에 있던 독소들이 뽀루지(도돌이) 형태로 발생하여 시간이 지나면서 끝에 농이 생기는데, 이때 손으로 만지면 통증이 유발되며 터지면서 새까만 딱지가 앉게 된다. 독소들이 뽀루지(도돌이) 형태로 생겨 올라올 때는 속 가려움이 유발되지만 잠시 동안 참고 견디면 특징적으로 새까만 딱지가 생기고 가려움증이 점차 사라지게 되는데, 이 시기에는 가능한 한 손으로 긁지 않도록 주의해야 하며, 시간이 지나면서 새살이 차오름에 따라 점차 가려움이 줄어들고 딱지가 떨어지면서 아토피 피부의 회복 속도가 훨씬 빨라지고 피부도 점차 안정을 찾게 된다.

　　〈참조 3〉 태선화 아토피의 경우는 피부의 손상 정도가 깊으므로 새살 돋는 가려움이 매우 크며, 시간이 지나 새살이 자라남에 따라 두터운 각질이 탈락하고 대신에 얇은 새살이 드러나게 된다.

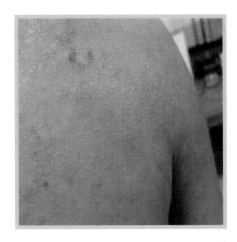 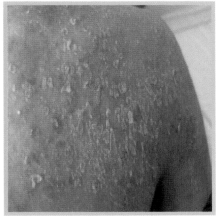

제4단계: 땀이 난다

아토피는 피부가 거칠고 건조해지면서 각질이 한공(汗孔, 땀구멍)을 막아서 땀이 안 나는 특성이 있으며, 각질이 생겨 탈락하고 피부가 얇아지면서 새살이 돋으면 손상된 피부가 정상적으로 회복되어 저절로 땀이 나기 시작하는데, 피부에 땀이 난다는 것은 피부가 정상으로 회복되어 피부 호흡을 한다는 것을 의미한다. 이제 아토피 치료의 거의 마지막 단계라고 보면 된다.

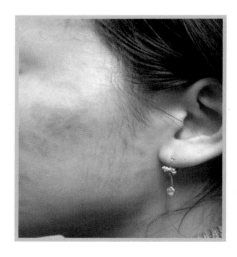 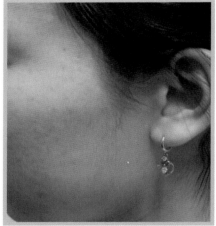

〈**참조 4**〉 중증의 태선화 아토피의 경우도, 새살이 돋으며 가려움증이 진정되고 피부가 점차 안정기로 접어들게 되어 땀이 나기 시작하는 시점부터는 회복 관리 과정으로 진행되는 아토피 치료의 거의 마지막 단계로 진입한다.

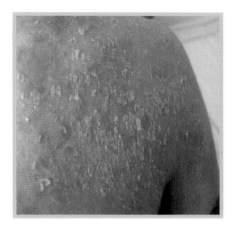 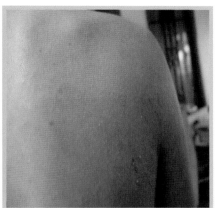

제5단계: 회복·관리

땀이 난다는 것은 피부가 정상적으로 돌아왔다는 표시로 이제 피부에 윤기가 생기고 축축한 느낌으로 변한 것을 본인이 확인할 수 있다. 그렇지만 여기서 방심하지 말고 3~6개월 정도는 더 식이요법에 주의하면서 서서히 먹는 음식의 종류를 늘려 가면서 몸의 상태를 체크해 가야 한다. 피부가 완전히 정상이 되었다 해도 가능하면 치킨이나 식품 첨가물을 다량 함유한 음식은 가급적 피하는 것이 좋다. 치료가 완료되면, 개인적인 알레르기 반응이 없는 음식들은 섭취해도 가려움증이 올라오지 않지만, 치킨이나 식품 첨가물을 다량 함유한 음식을 1주일 이상 계속 먹는다면 가려움증이 조금은 생길 수 있으며, 이때는 화식식이요법을 3, 4일 정도 지켜 주면 다시금 가려움증이 없는 정상적인 피부로 회복된다. 어떤 환자분은 피부가 깨끗해지고 가려움증이 소실되면 그동안 못 먹었던 음식에 대한 보상심리로 무지막지하게 먹어 대는 경향이 있지만, 급할수록 돌아가라는 말처럼 먹을 수 있는 음식의 종류를 하나씩 서서히 늘려 가면서 차차 거의 모든 음식을 먹어도 가려움증이 없는 완치 단계로 나아가야 한다. 치료하는 것도 물론 중요하지만, 어렵게 고생해서 치료하고 난 후에 재발한다면 무슨 소용이 있겠는가?

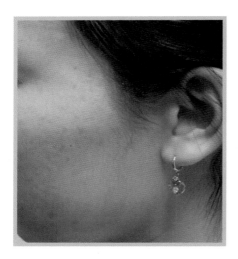
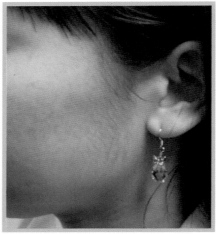

아토피가 치료되는 과정은 우리 몸에서 상처가 치료되는 과정과 아주 흡사하다. 상처의 치료는 상처에 딱지가 생기고 새살이 돋아나며, 이어서 상처의 딱지가 떨어지면 약간은 붉으면서 여린 새살이 생겼다가 점차 피부가 두터워지고 붉은색도 사라져서 주변의 피부색과 동일해져야 상처 치료가 끝난다. 아토피 치료 과정 중에 발생하는 각질은 상처를 보호하기 위하여 발생하는 상처의 딱지와 동일한 역할을 하게 된다. 상처의 딱지도 아직 떨어질 때가 안 되었는데도 잡아 뜯거나 물에 오래 담가서 미리 떨어져 버리면 새롭게 딱지가 생기고 치유 기간이 길어지는 것처럼, 아토피 피부에서 생기는 각질도 잡아 뜯지 말고 보호해 주어야 하며, 따라서 목욕 시에도 때를 밀어내는 행위는 절대로 금지해야 하고 욕조에 몸을 담그는 탕목욕도 피하는 것이 좋으며, 너무 뜨겁지 않은 미지근한 물로 간단히 샤워 정도로 목욕을 마치는 것이 훨씬 유리하다. 아토피 치료 과정 중에 발생하는 가려움증은 겉 가려움증(각질 가려움)과 속 가려움증(새살 가려움)의 두 가지로 대별된다. 상처의 딱지는 새살이 어느 정도 증식되면 주변부터 탈락하면서 가려움증이 생기듯, 아토피피부도 각질이 피부로부터 탈락할 때 피부의 겉이 가려운 겉 가려움증(각질 가려움)이 발생하지만, 이 겉 가려움은 못 견딜 정도로 아주 심하지는 않아서 손바닥으로 문지르면서 긁어 주거나 보습제를 사용하여 탈락하려는 각질을 피부에 다시 붙여 주면 가려움증이 소실되고, 차후에 각질의 한가운데 부분까지 새살이 차오르면 저절로 각질이 탈락하게 된다. 또한 상처에도 새살이 차오를 때 무척이나 가렵듯이, 온몸에 아토피를 갖고 있는 사람은 온몸이 상처라고 인식해야 하며, 따라서 전신의 피부에 새살이 차오르는 속 가려움증(새살 가려움)이 발생하게 된다. 이 속 가려움증(새살 가려움)은 무척 심하여 견뎌 내기가 여간 힘들지 않으며, 겪어 보지 않은 사람은 상상조차 하기 힘들 지경이다. 특히 긁더라도 상처가 생기지 않도록 관리해야 하며, 손톱을 짧게 깎는 것은 기본이며 장갑을 끼고 자거나 양팔에 부목을 대기도 하고, 심지어는 양팔을 침대에 묶고 잠을 자기도 하는 등 여러 가지 다양한 방법으로 긁지 않으려는 노력을 해야 한다. 아토피의 가려움증은 낮보다 밤에 더욱 심하며, 한의학적인 설명을 빌리면 <동의보감(東醫寶鑑)>에 "一切血證 日輕夜重. 夜則增劇 晝則安靜 是陰病乃 血病而氣不病也."이라 하여, "모든 혈병증(血病證)은 낮에 호전되고 밤에는 악화된다. 밤에 증상이 심해지고 낮에는 안정되면 이것은 음병(陰病)이고 혈(血)에 병(病)이 든 것이지, 기(氣)가 병든 것은 아니다."라고 했으며, <의학입문(醫學入門)>에는 **"凡病 日輕夜重 便是瘀血, 又常喜漱水而不欲下咽."** 이라 하여, "무릇 병이 낮에는 호전되고 밤에 악화되는 것은 어혈(瘀血)이며, 또 항상 물로 양치(입을 헹구는 것)하는 것은 좋아하되 목구멍으로 삼키려고는 하지 않는다."라고 하여 아토피가 혈병(血病)임을 알 수 있고, 따라서 스테로이드제제도 혈액에 작용하는 약임을 알 수 있다. 치료를 할 때에도 피부의 이러한 변화 과정을 정확히 이해하고 있어야만 호전 반응과 악화 반응을 구분할 수 있으며, 가려움증으로 다소 힘들더라도 만약 호전 반응이라면 한동안은 참고 지낼 수 있을 것이다.

윤피청 치료사례의 전 과정 요약

지금까지 아토피가 치료되는 과정을 5단계별로 순차적으로 설명했지만, 그 과정을 실례를 들어서 종합적으로 살펴보면 다음과 같이 변화하면서 치료됨을 알 수 있다.

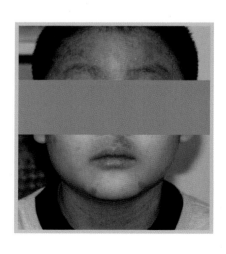

처음 내원 당시에 13세의 남자 어린이로서 혈액형은 A형이고, 고도 비만이 의심될 정도의 체형을 가지고 있었으나 성격이 온순하고 지극히 내성적이라 치료 중에 어려움이 있었다. 내원 당시의 상태는 이마의 양측 면만 붉고 두꺼운 발진층을 형성하고 있었지만 얼굴 전체와 두피 쪽의 발진이 올라왔다 가라앉았다를 반복하고 있었고, 전신적

으로는 등, 배, 팔다리가 부분적으로 태선화되고 건조해져 가던 상태였으며, 5년여에 걸친 강력한 스테로이드 연고의 도포와 복용으로 인해 내원 당시의 모습은 두드러지게 심한 환부층은 많지 않다. 최초 발생 시기는 2~3세경부터 얼굴 특히 이마 부분부터 시작되었지만, 그 후 그다지 심하지 않은 호전과 악화를 반복하면서 지내오다가 초등학교 입학할 즈음 본격적으로 심해진 경우이다. 심해지기 시작하던 5년 전부터 피부과를 수시로 다니면서 강력한 스테로이드를 주사제 및 내복약으로 복용하는 한편, 특히 얼굴은 큐티베이트(3/5)를 사용하고, 그 외 전신은 아몰지(2/5)를 지속적으로 도포하면서 관리해 오던 상황이었다. 따라서 면역억제제를 주사제 및 내복약으로 장기 복용하였으며, 2~3등급의 강력한 스테로이드 연고를 내원하기 전까지 사용했기 때문에 탈스 과정에서 심한 리바운딩 현상이 예상되었다. 스테로이드를 서서히 낮은 등급으로 줄여 가면서 중단해야 함에도 불구하고 주사제와 내복약 및 연고를 치료 시작과 동시에 모두 중지하였으므로, 보름이 지나면서부터 아토피가 이미 자리 잡은 부위는 전신에서 환부들이

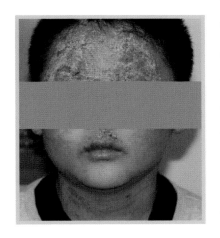

발현되었으며, 본격적인 리바운딩 현상이 시작되었다. 피부가 심하게 두껍게 되는 태선화 증상은 약한 편이지만 전반적으로 오랜 기간 연고 사용으로 인해 피부층이 경화(硬化)된 상태에서 비정상적인 피부를 유지해 왔다.

스테로이드를 끊게 되면(탈스) 피부들이 원래의 손상된 피부 상태로 돌아가려는 작용(리바운딩 현상)과 스테로이드로

억제되어 있던 아토피 반응의 과다 발현으로 진물이 생겨나게 되고, 진물이 멈출 즈음에는 진물이 딱지 형태로 생겨 진물 나던 부위의 상처를 보호한다. 이 진물 딱지를 인위적으로 떼지 않고 잘 보호하면 상처가 치유되고 새살이 나오면서 점차 딱지가 건조해지다가 거북이 등처럼 갈라지면서 떨어지게 된다.

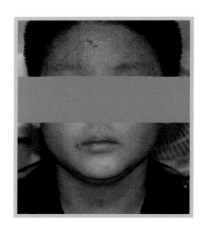

진물딱지가 떨어지면 새살이 생겨나서 전반적으로 연분홍색으로 피부색이 변하지만, 아직은 피부생성이 정상적으로 이루어지지 않은 상태여서 피부의 민감도가 증가하고 환경변화에 즉각적인 반응을 보이는 굉장히 민감한 시기이다.

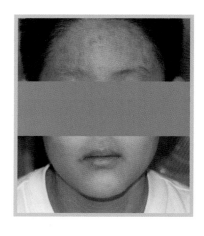

어느 정도 기간이 지나면 피부조직들이 서서히 살아나게 되어 정상적인 피부재생을 보이며, 서서히 피부가 부드러워지고 새살이 돋아나게 된다. 이 과정에서 작은 각질이 생기고 탈락되면서 계속해서 건강하고 탄탄한 피부로 돌아올 수 있도록 유도하게 된다.

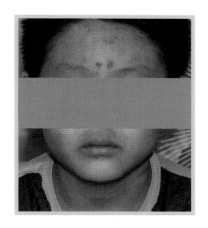

아토피 증상이 호전될 때에는 순탄히 호전되기만 하는 것이 아니고, 아직은 피부가 연하고 부드럽기 때문에 외부환경의 변화나 음식에 민감하게 반응하게 되는 경우가 많고, 감기나 생리 및 마스터베이션 등으로 인해 자극받아 다시금 악화되기가 쉽다. 왼쪽의 경우는 감기로 인해 호전 반응 중에 일시적으로 악화되어 붉어지고 부종이 생긴 경우이다.

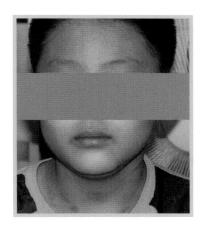

감기로 인한 열이 떨어지면 다시 순탄한 과정으로 치료가 진행되어 피부가 내외적인 환경 변화에도 쉽게 반응하지 않는 점차 안정적인 피부로 변화한다.

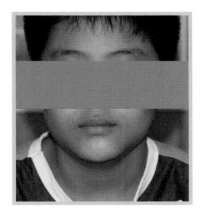

스테로이드의 갑작스런 중단이나 감기 등의 여러 가지 환경 조건에 영향을 받아 호전과 악화를 반복하던 피부의 민감도가 사라지며 건강하고 윤기가 흐르는 피부가

안정되게 자리 잡아 치료가 종료된다.

e. 치료 과정의 변화

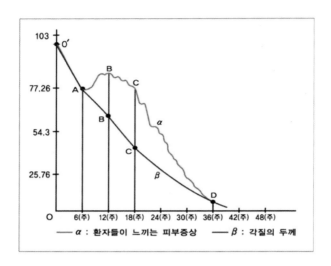

이 그래프는 2007년 11월 4일에 필자가 <2007년 전국 한의학 학술대회>에 발표한 <화식면역요법을 이용한 아토피성 피부염의 치료>라는 논문 발표 당시에 성인 중증 환자들의 치료 과정을 6주마다 스코라드 점수를 작성해서 통계치로 얻은 도표이다. 그래프 왼쪽의 숫자(y축)는 아토피 증상의 심화 정도를 점수화한 것으로, 학계에서 객관적으로 널리 인정되는 방식인 스코라드 점수(SCORAD INDEX)로 모든 항목이 최고 중증인 경우에 103점이 만점이 되도록 만든 계산법에 의한 점수를 나타낸다. 일반적으로 스코라드 점수상으로 77.26에서 최고 점수인 103점까지는 중증이라 하고, 54.3~77.26점까지를 중간증, 25.76~54.3점까지를 경증이라 하며, 25.76

점 이하는 군이 치료가 필요치 않는 정상 증상이라고 본다. 참고로 그 당시의 성인 중증의 평균은 98점 정도였다. 아래(x축)는 매 6주마다의 스코라드 점수 측정 기간을 표시하여 준다.

β곡선(파란색)은 각질의 두께를 의미하는 것으로 아토피 증상의 변화가 점차 호전되는 모습을 추정하여 나타내고, α곡선(빨간색)은 실제로 환자 자신이 느끼는 증상의 변화 과정을 나타낸다. 치료가 시작되면 피부가 그래프의 빨간색으로 변화하게 된다. 즉 O′ → A구간은 치료 초기 단계로 부종이 빠지면서 각질이 벗겨지고 피부가 진정되어 증상이 급격히 호전되는 것을 보여 주며, 단지 치료 시작 전에 면역억제제나 스테로이드제제를 사용한 경우에 곧바로 중지하면 리바운딩 현상이 강하게 나타나므로 의료진과의 상담이 필요하다. 이어지는 α곡선의 A → B구간은 아직 피부에 발현되지 않은 아토피 인자가 이미 자리 잡고 있거나, 스테로이드 사용으로 잠시 억눌려 있던 부위에 연고 사용의 중단으로 인하여 각질이 발생하고 피부가 붉어져서 악화되는 것처럼 보이는 구간으로 실제로는 피부의 재생이 왕성하게 일어나는 단계로 보다 근본적인 치료를 위한 호전 반응이다. 1년 정도의 장기 치료를 필요로 하는 성인중증 아토피 환자들 중에 치료 과정에서 나타나는 α곡선의 A → B구간의 가려움증을 견디지 못하고 간혹 치료를 중단하는 분들도 있지만, 처음부터 치료의 전 과정을 알고 있다면 다소의 고통은 참고 견뎌 낼 수 있을 것이다. B → C구간 동안 α곡선(빨간색)은 2, 3일에 한 번 정도씩 각질의 생성과 탈락이 반복되는 기간으로 증상의 심한 정도나 태선화의 두꺼운 정도에 따라 상당히 오랜 기간 진행되는 다소 지루하고 힘든 과정으로 끊임없이 피부의 재생이 일어나고, 이 기간에는 증상이 비록 악화되었다 해도 그 이전의 심했던 시기보다는 조금은

좋아진 상태가 되면서 점차 피부가 회복되어 가고, β곡선(파란색)은 각질이 반복적으로 탈락하면서 피부가 얇아지기 시작함을 의미한다. 만약 복용하는 한약(潤皮淸)이 스테로이드제제를 함유하고 있다면 α곡선의 B → C 구간처럼 호전과 악화를 반복하지 않고 계속 꾸준히 호전되겠지만, 스테로이드제제를 함유하지 않은 관계로 새살의 증식에 따라 각질이 탈락하면서 호전과 악화를 반복하는 것이다. B지점에 이르면 α곡선은 최고조로 올라가서 피부 상태가 가장 나쁜 느낌을 받지만(태선화의 경우 3~4개월), β곡선은 지속으로 피부가 얇아지게 되어 부분적으로 피부에서 땀이 나게 된다. 아주 중증의 경우에는 처음에는 작은 각질이 생기다가, 본격적으로 피부의 재생이 이루어지면 아주 큰 각질이 놀랄 정도로 많이 탈락하고, 점차 각질의 크기가 작아져 나중에는 밀가루같이 눈에 보이지 않는 아주 작은 각질로 변하여 피부 재생이 거의 완료되었음을 나타낸다. α곡선의 B → C구간이 끝나는 C지점이 되면 피부 변화가 서서히 안정기로 접어들어 각질의 크기가 작아지면서 회복 속도가 느려지는 느낌을 받지만, 이는 피부가 안정기로 접어들어 각질 크기가 작아져서 나타나는 당연한 현상이다. 피부의 재생이 어느 정도 안정되게 이루어져 급격히 호전되면서 관리·회복 단계로 진입하게 된다. 이때부터는 약의 복용량을 줄여 가며 그동안 금지했던 음식을 하나씩 먹어 가면서 먹을 수 있는 음식의 종류를 늘려 가게 된다. 최종적으로 거의 모든 음식을 먹어도 아토피의 반응이 없는 D지점이 되면 정상 피부로 변하여 윤기 있고 튼튼해진 피부를 느낄 수 있으며, 이제 감히 치료가 끝났다고 표현한다. 그러나 치료가 끝났다고 해도 닭고기나 돼지고기는 6개월 이상이 지난 후에야 먹는 것이 좋고, 또한 어떤 특정 음식물에 알레르기 반응을 갖고 있다면, 그 음식은 먹지 말고 계속 피해야 한다.

2) 금기 음식과 그 이유

금기 음식은 크게 나누어 모든 동물성 음식, 화학조미료나 식품 첨가물이 함유된 음식, 인스턴트류, 지나치게 단 음식, 그리고 기름에 튀긴 음식으로 대별할 수 있다. 먹이사슬의 상위 그룹에 속하는 동물성 음식은 기본적으로 중금속이나 유해한 독소를 많이 함유하기 마련이고, 튀김류는 기름의 산화 문제로 금지하게 된다. 금지 음식의 종류는 아래와 같다. 하지만, 중증이 아닌 경증이라면 일부 음식은 섭취할 수 있다.

절대금지

모든 육류, 조개류, 생선류, 유제품(요구르트, 우유, 아이스크림, 치즈, 크림류), 달걀, 버터, 어묵, 카레, 라면, 인스턴트식품(시판 과자류), 패스트푸드(감자튀김, 햄버거, 피자, 스파게티, 치킨 등), 베이컨, 햄, 소시지, 시판 주스 및 음료수(특히 탄산음료와 과일 주스류), 사탕, 껌, 초콜릿, 마요네즈, 토마토케첩, 빵, 들기름과 참기름(시골서 직접 짠 것), 시장에서 파는 튀김류, 매운 음식, 모든 생과일, 술 등

음식의 섭취를 제한하는 이유와 해설

생물의 먹이사슬의 상위 단계에 위치해 있는 **모든 육류와 생선류, 조개류, 유제품(요구르트, 우유, 아이스크림, 치즈, 크림류), 달걀(마요네즈), 버터, 어묵, 등 동물성 음식**은 기본적으로 중금속이나 독소의 축적이 강하며, 특히 인공적으로 사육하는 닭, 돼지, 생선 등은 빠른 성장을 위해 좁은 공간에서 운동을 최대한 억제하면서 사육한다. 활동할 수 있는 공간이 좁으므로 사육 동물이 운동 부족으로 병에 걸리는 것을 예방하기 위해 사료

에 기본적으로 항생제가 다량으로 들어가 있으며, 따라서 우리는 간접적으로 항생제를 복용하게 되는 것이다. 특히 기름에 튀긴 치킨이나 감자튀김은 고열의 끓는 기름으로 수십 번씩 튀겨 내면서 좋지 않은 기름이 산화되고, 산패된 기름은 인체에 강한 독성으로 작용하여 아토피성 피부를 악화시키며, 트랜스 지방으로 인하여 비만, 당뇨, 고지혈증, 고콜레스테롤증 등 모든 성인병의 원인이 된다.

카레와 **라면**은 서울특별시의 '아토피 없는 서울(Atopy Free Seoul)' 프로그램 중에 2008년 'Hi-Seoul Festival' 행사의 일환으로 서울대학교 보건대학원 보건영양학교실이 서울시의 의뢰를 받아 초등학생 468명을 대상으로 식사조사 및 진단을 실시한 결과 하루에 라면을 1/3개 이상 먹는 어린이는 전혀 먹지 않는 어린이에 비하여 아토피 피부염에 걸리는 경향성이 약 2배 가량 높았다. 카레의 경우도 조사 3일 이내에 카레를 먹은 경험이 있는 어린이는 그렇지 않은 어린이에 비해 교차 위험비가 2배 정도 높은 것으로 나타났다. 강황(薑黃)이 포함되어 있으므로 노화와 치매예방 및 항암효과가 있어 몸에 좋은 세계 3대 건강식으로 꼽히는 카레를 먹으면 아토피가 심해지는 경우를 많이 보게 되어 아토피를 치료하던 초창기에 금지음식으로 정했다. 나중에 보니, 시판 카레에는 강황은 5%도 포함되지 않고, 겨자, 마늘, 후추, 계피가루 등이 다량 포함되며, 더구나 화학조미료가 거의 라면 수프 수준으로 포함되어 있는 것을 보고는 경악을 금치 못했다.

인스턴트식품(시판 과자류), 패스트푸드(감자튀김, 고구마튀김, 햄버거, 피자, 스파게티, 치킨 등), 베이컨, 햄, 소시지, 시판 주스 및 음료수(특히 탄산음료와 과일 주스류) 등은 화학조미료와 인공감미료, 착색제, 방부제, 계면활성제, 보존료, 향료, 살균제 등의 식품첨가물을 함유하고 있기 때문이며, 위에 열거한 음식류가 인체에 해로운 것은 두말할 필요도 없지만 아토피를 앓고 있는 사람은 그 독성을 해독하고 중화하는 능력이 부족하여 아토피를 악화시킨다. 이렇듯 화학조미료와 식품첨가물을 철저히 제한하기 때문에 외식은 거의 피해야 하며, 학교나 직장의 단체 급식도 가능한 한 피하고 도시락을 싸 가지고 가서 먹는 것이 안전하다는 불편이 있다. 학생이나 직장인에게는 다소 고통스러운 일이지만 치료 과정에서는 어쩔 수 없이 참고 이겨내야 할 부분이다.

사탕, 껌, 초콜릿 등의 지나치게 달면서도 첨가물이 들어 있는 음식들도 아토피를 악화시키며, 과다한 설탕의 사용도 문제이다. 요즘 산모들은 지나치게 단 음식(아이스크림, 생과일, 과자류, 설탕 등)을 좋아해서 태아가 성장하는 양수가 염분은 적고 당분이 과다한 것도 문제이다. 설탕물 양수 속에서 자란 태아는 질병에 대한 저항력이 부족해져 소아 당뇨, 태열(아토피 피부염), 거대아 등을 유발할 수도 있다. 더구나 출산 후 갓 태어난 신생아는 태변을 배설하도록 하기 위해 모유가 나오지 않는 48시간 동안 아무것도 먹이지 말아야 하는데, 현실은 굶어 죽을까 봐 낳자마자 호르몬제와 항생제투성이로 사육한 소젖을 먹이는 것도 난치병인 아토피 같은 면역계질환이 만연할 수밖에 없는 하나의 요인이다. 신창한의원의 치료에서 처음에는 껌은 금지 식품이 아니었다. 치료 중인 한 성인 여성이 음식과 생활 관리를 모두 잘 지키고 있음에도 불구하고 치료 반응이 상당히 늦어지는 경우가 있어서 상세하게 대화하면서 찾아보니, 단 음식이 먹고 싶은데 마땅한 간식거리가 없어서 껌을 자주 씹는다는 것이었다. 껌을 씹다가 단물이 빠지면 씹던 껌을 버리고 다시 씹기를 하루에 3통 정도 반복한다는 것이었다. 그래서 일단 껌을 중지하고 보자 했더니, 신속하게 호전된 경우가 있은 후로는 금지식품에 껌을 추가하게 되었다.

시판하는 빵이나 제과점의 빵도 대부분이 부드럽게 만들기 위하여 우유나 계란이 들어가기 때문에 피해야 하며, 특히 팥소가 있는 빵 종류는 식품첨가물이 함께 문제가 된다. 중증의 경우에는 철저히 금해야 하지만, 경증은 팥소가 없는 거친 호밀빵 정도는 먹을 수 있다.

또한 시골에서 직접 짜 온 **기름류(들기름과 참기름)**는 많은 양을 한꺼번에 만들다 보니 보관 기간이 길어져서, 처음에는 괜찮지만 시간이 흐를수록 기름이 산화되어 피부에 독성으로 작용하게 된다. 항산화제가 가미된 올리브유나 포도씨유 등을 먹고, 굳이 들기름과 참기름을 먹으려면 마트에서 파는 작은 병에 담긴 것을 제조일자를 확인하고 구입하여 짧은 시간 안에 먹고 새로운 기름을 구입해서 먹어야 한다. 일반적으로 기름류는 항산화제가 함유되어 있는 올리브유나 포도씨유 등을 사용하여 음식을 조리하는 것이 안전하다. 시판되는 포장김도 산화된 기름과 맛소금 문제로 먹어서는 안 되고, 날김을 구워서 먹거나 들기름을 발라 구워서 즉시 먹어야 한다. 시골서 짜 온 들기름과 참기름도 중증의 경우에는 금지하지만, 경증은 소량으로 먹는 것은 무방하다.

시장에서 파는 튀김류도 기름의 산화가 문제이고, 경증의 경우에는 가정에서 감자, 고구마, 야채 등을 튀겨서 보관하지 말고 즉시 먹는 것은 무방하다. **매운 음식과 술**은 얼굴로 열을 발산하게 되어 얼굴과 목 및 머리 부위의 아토피가 심해지며 진물이 나는 경향이 있다. 또한 술은 열감을 일으키기도 하지만, 인체에 해로운 독소들이 문제이다.

또한 기본적으로 화식을 하다 보니 **생과일**도 문제이다. 토마토, 배, 감, 사과, 수박, 바나나 등은 다른 과일에 비하여 독성이 강하지 않으므로 경증은 익히지 않고 생으로 소량은 먹어도 되지만, 중증의 경우에는 갈아서 살짝 끓여 익혀 먹어야 한다. 특히 바나나는 냉동실에 냉동시켜 먹으면 아이스크림 대용으로 아주 훌륭하다. 또한 독성이 강한 딸기, 귤(오렌지, 자몽), 포도, 복숭아, 키위, 자두, 참외 등은 절대 먹지 말아야 한다. 과일이라는 것이 과거에는 과일마다 고유의 독특한 맛과 향이 있었지만, 요즘의 과일은 모두 단맛으로 통일되어 있어서 어느 것이 무슨 과일인지 알기 어려울 정도로 지나치게 단맛만 나는 것이 현실이다. 일반적으로 지나치게 단 음식은 먹지 않는 것이 좋다.

3) 섭취 가능한 음식

일반적으로 안심하고 먹을 수 있는 음식은 채식 위주의 한식으로 주로 발효 음식과 불에 충분히 익힌 채소류이며, 조리 과정에서 화학조미료, 식품첨가물, 동물성 육수, 과다한 설탕이나 조청 등을 사용하지 않고 천연조미료와 양념으로 조리해야 한다.

> 감자, 고구마, 옥수수, 호박, 해초류, 버섯, 두부, 콩, 콩나물, 콩자반, 익힌 채소, 수제비, 칼국수, 콩국수, 팥칼국수, 부치기, 쌀과자, 뻥튀기, 두유, 집에서 만든 식혜, 된장, 청국장, 떡(가래떡, 인절미, 백설기), 차 종류(커피, 녹차, 루이보스티) 등

감자, 고구마, 옥수수 등을 삶거나 쪄서 식사대용이나 간식으로 드시고, **해초류, 감자, 무, 양파, 당근, 산나물, 버섯** 등을 주재료로 하여 삶거나

찌거나 살짝 데쳐서 천연 양념들로 요리해서 먹으면 되고, 항산화제가 들어 있는 올리브유, 포도씨유, 들기름, 참기름 등을 넣고 볶거나 무쳐서 반찬으로 먹으면 된다. 김, 미역, 다시마, 파래 등의 해초류도 익혀서 먹어야 하며, 특히 기름 발라 구워서 파는 포장김은 유해한 기름과 맛소금 문제로 먹지 말아야 한다. 채소도 반드시 삶거나 데쳐서 먹되 도라지와 더덕은 특유의 아린 맛이 독소로 작용하므로 삼가는 것이 좋다. 동물성 음식의 섭취를 제한하다 보니, 단백질 섭취가 부족할 수 있으므로 **두부, 콩, 콩자반, 콩나물, 콩비지, 콩밥** 등 콩으로 만든 음식을 많이 먹도록 권장하며, 특히 두부는 국과 찌개는 물론 부침과 양념으로 다양하게 먹을 수 있다. 두부는 콩의 지방 성분이 제거된 것으로 콩알레르기가 있는 사람이 먹어도 반응이 없는 경우가 많으며, 콩을 삶아 갈아서 콩물을 만들어 소금을 타서 음료수 대용으로 마시거나 국수를 삶아 콩국수로 먹어도 좋다. 일반적으로 다른 병의원에서는 **밀가루 음식을** 제한하지만, 신창한의원의 임상 사례에서는 밀가루 음식이라도 정확하게 조리해서 먹으면 문제가 없었다. 김치전, 야채전 같은 빈대떡 종류는 굴, 고기, 오징어 등을 빼고 순수하게 김치와 야채만을 넣고 반죽을 해서 요리하면 괜찮으나, 다만 요리하는 곧바로 먹는 것이 중요하며, 아침에 요리해 두었다가 저녁에 먹으면 기름 문제로 좋지 않으므로 미리 밀가루 반죽을 만들어 냉장고에 보관하고 먹을 때마다 한두 쪽씩 먹을 만큼만 부쳐서 먹으면 된다. 또한 육수를 만들 때는 멸치, 새우, 뼈국물, 다시다 등을 사용하지 말고, 버섯, 다시마, 무, 미역, 양파, 당근 및 채소류로 육수를 우려내서 수제비, 칼국수, 국, 찌개, 전골 등을 요리해서 먹으면 된다. 이는 밀가루 자체보다는 칼국수나 수제비의 국물(육수) 내는 방법이 문제였음을 말해 준다. 된장찌개나 김치찌개도 같은 방법으로 조리하고, 동물성 육수가 안 들어가서 맛이 없다고 느껴지면 거피한 들깨 가루를 먹을 때마다 한 수저씩 넣어서 먹으면 된다. **된장, 청국장, 콩비지** 등을 다양한 야채를 곁들여 상기의 육수로 찌개나 국으로 요리하여 먹으며, 건강에 좋은 발효 음식을 많이 먹는 것이 좋다. 입이 심심할 때는 시판 과자 대신에 **쌀과자**나 **뺑튀기**를 군것질 대용으로 먹고, **식혜는** 너무 달지 않게 집에서 직접 만들어 먹으며, 우유는 먹지 말고 대신에 **두유나 베지밀로** 대체하되 팩에 담긴 것보다는 유리병에 담긴 것이 더 좋다. 간식으로는 주로 **떡 종류**를 먹되 **가래떡, 인절미, 백설기, 시루떡** 등 팥소(앙꼬)와 기름이 없는 것으로 선택하여 먹으며, 또한 백설기에는 건포도가 들어가면 안 되고 대신에 호박이나 검은콩 등의 잡곡을 넣은 것이 좋고, 가래떡은 야채만 넣고 떡볶이나 떡국으로 끓여서 먹거나 그냥 그대로 구워서 먹으면 된다. 치료 중에는 떡으로 한 끼 식사를 대체하는 경우도 많았으며, 특히 외출할 때 도시락으로 싸 가는 분들이 많았고, **차 종류(커피, 녹차, 루이보스티)**는 모두 무방하지만, 다만 커피는 프림을 빼고 원두커피로 마시되 한 가지 차를 집중적으로 마시는 것은 피하고, 골고루 여러 가지 차를 마시는 것이 좋다.

화식이기 때문에 채소마저도 익혀 먹어야 하는데, 상추는 날로만 먹는 음식이므로 먹을 수 없고, 치료 과정 중에는 외식(거의 화학조미료를 사용함)은 철저히 피하는 것이 좋으며, 집에서 직접 요리해서 먹는 것이 좋다. 불가피하게 외식을 해야 할 경우에는 **비빔밥**에서 상추, 계란, 고기를 제거하고 먹거나, **된장찌개, 청국장, 순두부** 등에 고기, 조개, 멸치는 넣지 말고 끓여 줄 것을 특별히 부탁하면 된다. 신창한의원의 화식식이요법으로 치료 중에 음식과 모든 생활 관리를 나무랄 데 없이 잘하고 있는데도 호전 반응이 아주 느리게 나타나서 애를 태우던 네 살짜리 여자아이가 있었는데,

특이하게 어머님보다는 아버님과 함께 내원하는 경우가 많았다. 호전반응이 늦어지는 원인을 찾기 위해 아버님과 대화 중에 먹는 음식은 거의 매일 된장찌개와 된장국만을 먹여서 영양과 성장에 문제가 생길까 봐 걱정이라는 말씀까지 하셨다. 다시 세심하게 대화를 해 보니, 시중에서 팔고 있는 된장을 먹이고 계신 것을 알게 되어 시판 된장을 중지하고 시골에서 직접 담은 된장을 구하여 먹이시라고 했더니 급속히 좋아졌다. 시판 된장이나 고추장도 방부제나 첨가물이 문제를 일으킨다는 것을 알았으며, 얼마 전에는 시판 된장과 고추장이 문제가 있다는 뉴스를 보게 되는 아이러니가 있었다. **김밥**도 햄, 소시지, 단무지, 고기, 치즈 등을 뺀 김치김밥이나 야채김밥으로 사서 먹되 노란 단무지는 색소 관계로 **빼는** 것이 좋다. **콩국수**나 **팥칼국수**도 먹을 수 있지만, 특히 간식으로 먹는 빈대떡이나 튀김류는 조리하는 즉시 먹어야 하며, 아깝다고 보관했다가 먹으면 산화된 기름 때문에 가려움증이 유발된다. 중증 아토피가 아니고 중간증 이하 경증의 아토피라면 웬만한 음식은 먹어도 무방하며, 중증의 경우에는 보다 더 철저히 지켜야 가려움증을 줄여 줄 수 있다.

양방 피부과의 스테로이드 치료와는 달리 내복하는 한약으로 치료하므로 속도가 느리고, 치료 과정에서는 없었던 부분까지도 나타나서 심해진 듯 보이는 단계가 있다. 그러나 몸 전체에 숨어 있는 아토피 인자까지도 밖으로 발현시켜 치료하는 새로운 아토피 치료법인 화식면역요법으로 치료한 다양한 임상사례에 따라, 지금까지 나열한 음식의 중요성을 찾아낸 것이다. 물론 주거환경도 무척 중요하다. 실제로 아토피 치료 후에 관리 과정에 있던 아이가 약하게 재발한 경우가 있었는데, 그 원인이 놀랍게도 새로 들여온 가구 때문으로 밝혀져 아이를 다른 방으로 옮겨서 생활하였더니 아토피가 바로 사라졌다. 치료 후에도 1년 정도는 음식에 주의하면서 꾸준히 관리해 주어야 재발하지 않는 완치 단계에 도달하게 된다. 이렇듯 까다로워 보이는 화식면역요법은 인체 내의 자가면역성 질환에는 거의 모두 효과가 있는 요법으로 아토피성 피부염뿐만 아니라, 건선, 태열, 습진, 피부묘기증, 농가진, 한포진, 수장족저각화증, 지루성피부염, 수포성표피박리증, 손ㆍ발톱무좀 등 난치성 피부질환에도 탁효를 발휘한다.

4) 건강조리실

앞에서 말했던 금기 음식과 섭취 가능한 음식을 기준으로 영양 식단과 주의사항을 알아본다. 일반적으로 1주일을 주기로 제철 자연식품을 이용하여 매끼 밥과 국(찌개, 전골)을 기본으로 하고 주된 반찬으로 단백질을 보충할 수 있는 요리와 채소나 김치 등을 조리별로 기본 식단을 작성하여 직접 만들어 먹으면 된다.

① 밥
잡곡은 신진대사를 정상화하는 데 도움이 되는 생리활성 영양소를 다량 함유하고 있으며, 3~5가지 잡곡과 백미를 함께 섞어 주기 바란다.
예) 백미, 콩, 팥, 보리, 기장, 조, 수수, 찹쌀, 밤, 김치볶음밥, 나물비빔밥 등

② 국 & 찌개(전골): 육수에 주의해야 한다.
중증의 피부가 어느 정도 안정될 때까지는 육수를 만들 때, 멸치, 새우,

뼈국물, 다시다 등을 사용하지 말고, 버섯, 다시마, 무, 미역, 양파, 당근 및 채소류로 육수를 우려내서 국, 찌개, 전골 등을 만들어야 한다.

- 된장찌개: 된장을 풀고 호박, 버섯, 두부, 감자, 양파 등 각종 야채를 넣는다.
- 된장국: 된장을 풀고 얼갈이, 배추 속이나 아욱, 시금치, 콩나물 등을 넣고 국간장과 천일염으로 간을 맞춘다.
- 콩나물국: 간장이나 소금으로 간을 한다(김치를 넣어도 좋다).
- 청국장찌개: 청국장에 호박, 버섯, 다시마, 양파, 두부, 무 등을 넣는다.
- 들깨국: 곱게 빻은 들깨가루를 고운 망에 넣고 미지근한 물에서 걸러 뽀얀 들깨물을 만들고, 그 들깨물에 미역이나 채 썬 무를 넣어 소금으로 간을 해서 끓인다.
- 미역국: 국간장으로 간을 해서 먹는다.
- 맑은 무국: 끓는 물에 무, 국간장, 마늘, 파, 양파를 넣고 끓여 준다.
- 감잣국: 감자에 마늘, 파, 양파를 넣고 함께 끓여 준다.
- 김칫국: 묵은 김치나 김치 국물, 국간장, 마늘, 파, 양파, 느타리버섯 등을 넣고 끓인다.
- 시금치된장국: 된장, 시금치, 다시마, 마늘, 파를 넣고 끓여 준다.
- 두부버섯전골: 국간장, 고춧가루, 두부, 버섯, 파, 마늘, 양파를 넣고 끓여 준다.

③ 기본 반찬

- 김치: 김치 중에서도 겉절이나 무생채는 날음식이므로 피하고, 갓김치는 특유의 매운맛이 있으므로 완전히 곰삭을 정도로 푹 익히기(발

효) 전에는 금지하는 것이 좋다. 시장에서 파는 김치는 기본적으로 조미료가 들어가므로 힘들어도 집에서 직접 담가 먹되 가능하면 젓갈류나 화학조미료를 넣지 말 것이며, 혹시 발효가 덜 되어 보이면 살짝 볶아서 먹는다. 또한 무김치, 깍두기, 총각김치, 동치미 등 무로 만든 김치는 겉 부분은 발효가 되었다 해도 속 부분은 발효가 덜된 경우가 많으므로 안 먹는 것이 좋고, 먹더라도 잎이나 줄기 부분을 먹어야 한다.

- 무초절임: 무를 냉면 김치 하듯 얇게 썰어서 소금, 황설탕, 식초에 재워 두었다 먹는다.
- 호박: 반달 모양으로 썰어 볶거나 쪄서 간장과 소금으로 간을 한다.
- 버섯류: 살짝 데쳐서 간장이나 초고추장에 찍어 먹거나 볶아 먹는다.
- 감자, 고구마조림: 간장, 물엿(조금)을 넣고 오래 졸인다.
- 콩나물, 숙주나물 무침: 유기농으로 골라 삶은 후 소금, 깨로 맛을 낸다.
- 콩자반: 콩에 물을 넣고 반나절 정도 불린 후, 그 물을 버리지 말고 그대로 간장과 물엿(조금)을 넣고 뚜껑을 열고 조린다.
- 오이피클: 용기에 깨끗이 씻어 물기를 닦은 오이를 담고, 간장, 물, 식초, 황설탕을 섞어 끓인 액을 넣고, 2~3일 후에 그 액을 다시 끓여서 식혀 넣고 3~4주 후에 발효시켜 먹는다.
- 두부조림 · 구이: 간장, 황설탕으로 조리거나 살짝 구워 먹는다.
- 양배추쌈: 찜기에 놓고 쪄서 된장을 찍어 먹거나 쌈으로 싸서 먹는다.
- 가지나물: 찜기에 찐 가지에 소금과 깨 등 천연양념을 넣는다.
- 취나물 · 산나물류: 살짝 삶거나 볶아서 간장과 양념으로 간을 한다.
- 연근 · 우엉조림: 찌거나 살짝 구워서 간장으로 조린다.

- 칼국수, 수제비: 육수를 만들 때 멸치, 새우, 뼈, 다시다 등을 사용하지 말고, 버섯, 양파, 무, 당근, 호박, 감자, 다시마 같은 채소류를 우린 물에 천연 양념을 하고, 간장이나 소금으로 간을 하여 칼국수나 수제비를 만들어서 먹어야 한다.
- 두부김치: 두부를 살짝 데친 후 건져 내서 볶은 김치를 같이 곁들여 먹는다.
- 단호박죽: 단호박을 푹 삶아 으깨고, 찹쌀가루나 쌀가루를 넣어 계속 저으면서 죽을 끓인다.
- 야채수프: 당근, 무청, 우엉, 표고버섯 등을 넣고 간장이나 소금으로 간을 하고, 뭉근히 오래 끓여 국 대용으로 하고 수시로 자주 먹는다.
- 김: 집에서 생김을 살짝 구워 간장에 찍어 먹는다(포장김은 금지).
- 동그랑땡: 두부는 물을 꼭 짠 후 잘게 부수고, 갖은 야채를 다져 넣고 소금으로 간을 해서 동그랗게 만들어 밀가루를 살짝 입혀서 구워 낸다(단, 조리 즉시 먹고 보관했다가 나중에 먹지는 말 것).
- 밤죽: 밤과 물을 믹서에 곱게 갈아 만든 밤물과 쌀가루를 섞어 저어 가며 끓인다. 잣가루를 곁들이면 고소해져 더욱 맛이 좋다.

④ **과일과 간식(포도, 참외, 복숭아, 자두, 귤, 오렌지, 자몽, 딸기, 키위는 먹으면 안 된다.)**
- 사과, 배, 감, 토마토, 수박, 메론, 바나나를 살짝 익혀 먹거나 잘게 썰어 뭉근히 끓여서 국물을 자주 마신다. 또한 갈아서 주스로 만들어 살짝 끓여 먹으면 가능하고, 경증의 경우에는 사과, 배, 감, 토마토, 바나나 등은 생과일로 조금씩은 먹어도 무방하다. **포도, 참외, 복숭**

아, 자두, 귤(오렌지, 자몽), 딸기, 키위 등은 피부에 자극을 주므로 절대로 먹지 말아야 한다. 참고로 수박과 바나나는 냉동실에 냉동시켰다가 먹으면, 아이스크림 대용으로 훌륭한 아이스크림이 된다.

- 간식으로 고구마, 감자, 옥수수, 누룽지, 가래떡, 인절미, 백설기, 시루떡(색소나 건포도가 들어가지 않은 떡 종류), 뻥튀기(쌀, 보리, 콩, 옥수수, 가래떡, 누룽지 등), 쌀과자 등을 먹는다.
- 호박, 고구마, 감자를 얇게 썰어 오븐이나 전자레인지에 익히면 맛있는 과자가 된다.
- 유기농 빵(계란이나 우유가 들어가지 않은 아토피 환자를 위한 빵이나 과자)은 경증의 경우는 소량으로 먹어도 무방하다.
- 누룽지를 그냥 먹거나, 황설탕을 약간 뿌려서 먹는다.
- 설탕을 적게 넣어 달지 않게 집에서 직접 만든 식혜

⑤ **고기류(피부가 안정기에 들어갔을 때, 의료진의 지시에 따라 한 번에 한 가지씩 조금씩 먹으면서 피부의 반응을 살펴 간다.)**

- 소고기는 기름이 빠진 수육이나 보쌈 형태로 먹는다.
- 소고기 장조림: 핏물을 뺀 장조림용 소고기에 간장, 조청(물엿), 물만 넣어 졸인다(계란과 메추리알은 금지).
- 소갈비: 핏물을 제거하고 간장, 사과, 배 등을 넣어 압력솥에 찐다.
- 생선: 등 푸른 생선은 안 되고, 동태, 생태, 북어, 병어, 가자미, 조기, 갈치 등의 흰 살 생선을 무, 감자, 김치, 양파, 우거지 등을 넣고, 간장으로 조림, 찜, 국, 찌개 형태로 조리하며, 기름에 튀기거나 굽는 것은 시간이 지나서 안정기에 접어든 후에 시도한다.

- 고기 버섯볶음: 소고기와 당근, 표고버섯, 느타리버섯, 양파, 피망 등을 넣고, 소금으로 간을 하여 올리브유나 포도씨유로 볶아 먹는다.
- 소고기무국: 양지머리만 끓이다가 썰어 놓은 무를 넣고 간장과 소금으로 간을 한다.
- 소고기미역국: 양지머리를 끓여 육수를 우려내고, 여기에 미리 불려 놓은 미역을 넣고 끓이면서 간장으로 적당히 간을 한다.

고기류에 대하여

피부가 점차 회복되어 가면 그동안 제한했던 음식들을 단계적으로 차차 풀어서 거의 모든 음식을 먹을 수 있어야 된다. 일반적으로 고기류 중에서는 소고기미역국이나 소고기무국, 소고기수육, 소고기보쌈, 오리백숙, 보신탕으로 시작하여 차차 불고기나 로스구이로 발전하며, 최종적으로 돼지고기와 닭고기까지 먹어도 가려움증이 없어야 한다. 등심이나 삼겹살처럼 불판에 직접 구워 먹는 것은 소나 돼지고기의 마지막 섭취 방법이다. 생선은 동태, 북어, 병어, 조기, 갈치, 가자미 등 흰 살 생선을 조림, 찜, 국, 찌개 형태로 조리하여 먹기 시작하여 차차 구이나 튀김까지, 더 나아가 등 푸른 생선과 생선회로 먹을 수 있는 생선까지 종류를 늘려 간다. 일반적으로 경증의 경우에는 소고기나 흰 살 생선은 먹을 수 있지만, 중증은 아토피의 호전 정도를 보아 가며 차차 먹을 수 있는 음식의 종류를 늘려 가야 한다. 또한 고기나 생선을 요리할 때에는 일반 프라이팬보다는 원적외선이 방출되는 질그릇을 사용하는 것이 훨씬 좋다. 치료가 종료된 이후에도 특히 치킨은 6개월~1년 정도 지나고 시도해 보는 것이 바람직하며, 처음에는 전기구이나 숯불구이처럼 기름에 튀기지 않은 치킨부터 시도한다. 일반적으로 치킨 집에서 기름을 붓고 닭을 튀길 때, 300마리 정도를 튀긴 이후에 기름을 교체한다고 하며, 특히 양념 치킨은 어차피 양념을 바르므로 소비자가 치킨이 검어지는 것을 확인할 수 없기 때문에 오래되어 산화된 기름에 튀긴 닭을 사용하여 양념을 하기도 한다. 치료가 종료되었다고 해도 1주일 이상을 매일 치킨이나 삼겹살 같은 음식을 먹는다면 가려움증이 올라오기 시작할 수 있는데, 이때는 다시 치킨이나 삼겹살 같은 유해한 음식의 섭취를 중지하고 과거의 화식요법을 며칠 동안 실행하면 가려움증이 소실된다.

▶ 주의할 음식들(괜찮을 것이라고 생각하고 자주 실수하는 음식들)

> 어묵, 포장김, 상추, 포도엑기스와 배즙, 시판하는 주스와 음료수(특히 탄산음료, 과일음료), 견과류(땅콩, 호두, 잣, 아몬드), 생과일, 생야채, 술, 담배

어묵은 동물성 음식이고, 시판 포장김은 기름과 조미료가 함유되는 것이 문제이며, 쑥갓은 살짝 데쳐서 양념하여 먹기도 하지만 상추는 익히지 않고 날로 먹는 것이 문제다. 포도즙은 지나치게 달고, 시판하는 배즙에는 대개 도라지 같은 한약재가 들어가서 한약(윤피청)과 상충할 수 있기 때문이다. 시판하는 탄산음료와 과일 주스류는 과도하게 달기도 하지만 첨가물들을 포함하므로 음료수를 마시는 것은 가능한 한 피하고 대신에 생수를 마시는 것이 건강에 좋다. 땅콩, 호두, 잣, 아몬드 같은 견과류는 기름이 문제가 되지만, 다만 땅콩은 겉껍질째로 삶아서 곧바로 먹는 것은 무방하다. 생

과일은 전항 <④ 과일과 간식>을 참고하시고, 생야채는 야채의 독소 때문에 화식요법의 정의에 적당치 않으며, 술과 담배에 대해서는 그 해로운 독성을 새삼 언급하지 않아도 잘 알고 있을 것이다.

5) 주의사항

아토피 환자의 빠른 치료를 위해서는 다음과 같은 주의사항과 생활 관리가 요구되며, 만약 아래의 주의사항을 지키지 않으면 치료 과정의 가려움증으로 인하여 고통이 심하고, 긁어서 상처가 생기면 그 상처가 아물 때까지 치료가 늦어지게 되므로 주의사항을 잘 지켜야 치료와 회복이 빠르게 진행된다.

① 발열(미열), 감기

치료 과정 중에 감기에 걸리거나 예방접종을 하게 되면, 열이 얼굴과 머리로 올라와서 얼굴과 머리·목의 아토피 증상이 심해지고, 특히 어린아이들은 진물이 나거나 양쪽 귀밑이 찢어지게 되므로 평소에 감기에 걸리지 않도록 건강관리에 더욱 만전을 기해야 한다. 감기 기운이 조금이라도 있다면 바로 양방 병원에서 진료를 받고 감기약을 복용해야 하지만, 만약 목감기가 아니라면 항생제를 복용하는 것은 피해야 하고, 감기 치료를 위해 양약을 복용하는 경우에 한약은 식전에 복용하며, 특히 약국에서 판매하는 생약(한약)과 쌍화탕 같은 한방 감기약은 아토피 치료용 한약(윤피청)과 약성이 상충될 수 있으므로 복용을 피해야 한다. 또한 치료 과정 중에는 37.

0℃ 내외의 미열이 발생하여 아토피를 악화시키기도 하는데, 이때는 시원한 물수건으로 등과 얼굴 및 머리를 감싸 주거나 미지근한 물로 샤워를 하며, 그래도 열이 떨어지지 않으면 해열제(부루펜)를 사용하여 열을 떨어뜨려 주어야 하며, 보통 사람의 경우에는 해열제가 필요치 않지만 아토피 환자는 해열제를 사용하여 열을 떨어뜨리는 것이 좋으며, 해열제는 열이 내린 후에도 여유있게 며칠 더 복용하는 것이 필요하다.

② 여성의 생리현상

일반적으로 여성은 생리를 시작하기 1주일 전부터 특별한 이유 없이 피부가 악화되는데, 이는 생리로 인한 호르몬의 변화로 나타나는 일시적인 현상으로 생리가 끝나면 자연스럽게 원상태로 회복되고 이후에는 치료 속도가 빨라지므로, 안정을 취하면서 마음을 편하게 가지고 생리가 끝나기를 기다려야 한다. 생리에 대한 아토피 피부의 반응은 증상이 호전되어 감에 따라 점차 반응 정도가 줄어들게 되고 최종적으로는 생리에도 반응하지 않는 상태가 되어 간다. 그러므로 여성은 생리 문제 때문에 가급적이면 초경을 시작하기 전에 치료하는 것이 좋으며, 일반적으로 성인 여성은 남성보다 치료 기간이 조금 더 소요된다.

③ 마스터베이션과 섹스

중증의 성인아토피를 앓고 있는 환자는 청소년기의 젊은 남자라고 할지라도 증상이 심할 때는 발기력이 떨어지고 성적(性的)인 욕구가 감소하여 성적(性的)인 면에서 별다른 문제가 없지만, 치료가 시작되고 아토피가 호전되면서 부터는 몸의 기능이 정상으로 회복되어 가기 때문에 남성의 성적

욕구(性的慾求)도 함께 높아져 마스터베이션이나 섹스 행위를 참기가 힘들어진다. 이 기간에 성욕을 자제하지 못하고 섹스나 마스터베이션을 하게 되면 피부가 악화되고 따라서 치료가 힘들어지는데, 이런 현상은 여성은 별로 영향을 받지 않고 주로 남성의 고통으로 나타나는 것을 보면 사정(射精) 후의 발열과 성호르몬의 변화가 주원인으로 보인다. 운동과 명상을 통하여 자신을 컨트롤하면서 심리적인 안정을 찾아야 한다. 사실 경험에 의하면 남자 청소년들의 치료에 있어서 이 부분이 치료기간을 지연시키는 경우가 상당히 많다.

④ 상처관리

아토피의 치료 과정 중에는 긁어서 생긴 상처나 진물, 장기간 강력한 스테로이드를 사용했던 탈스 반응으로 상처가 생기는 경우를 많이 본다. 물론 상처가 생기지 않도록 관리하는 것이 중요하지만, 일단 상처가 생기고 나면 상처에 자극을 주지 않는 순한 의료용 소독약(세네풀, 누보클렌 등)으로 철저히 소독해야 하고, 상처 연고(후시딘, 박트로반 등)를 도포해서 상처를 빨리 아물게 하는 것이 필요하다. 상처 연고 중에서 박트로반은 항생제가 들어 있어서 진물이 나거나 상처가 심하여 2차 감염이 우려될 때 사용하고, 마데카솔은 약한 스테로이드 성분을 함유하여 강력한 효과를 보이므로 심하게 악화되었을 때 1, 2회 잠시 동안만 사용해야 하며, 만약 장기간 사용한다면 스테로이드 부작용이 유발될 수 있으므로 주의해야 하고, 일반적으로는 단순한 상처 치료제인 후시딘을 사용하면 무방하다. 특히 어린아이는 본능적으로 가려움증을 참기가 힘들며 긁어서 상처가 잘 생기고, 빠른 상처 회복을 위해 상처 부분에 붕대를 감아 주거나 보호용 장갑을 끼워 주면 효과가 매우 빠르다. 손톱도 항상 짧게 깎고 둥글게 다듬어서 긁어도 상처가 안 생기게 관리해 주는 것은 기본 중의 기본이다.

아토피 치료를 하다 보면 아토피라는 질병의 좋은 점(?)이 대략 두 가지로 나타나는데, 첫째는 감염성 질환이 아니라 자가면역성 질환이므로 아무리 비비고 껴안고 접촉을 해도 전염이 되지 않는다는 것이다. 둘째로는 진물과 2차 감염 및 긁어서 심하게 생긴 상처라도 치료가 끝나면 흉터가 없는 정말로 아기 피부같이 뽀얗고 부드러운 피부가 드러난다는 점이다. 이런 두 가지 좋은 점 때문에 치료가 끝나면, 다른 질환에 비해서 만족도가 훨씬 높게 나타난다.

⑤ 땀 배출로 인한 악화

운동으로 몸이 더워져 체온이 올라가면 땀을 배출하여 상승한 체온을 조절해 주는 역할을 하지만, 대개의 아토피 환자의 피부는 각질로 땀구멍이 막혀 있어서 땀이 잘 안 나는 특성이 있다. 발한작용은 상승한 체온을 조절하지만, 중증 아토피 환자의 피부는 땀이 안 나기 때문에 피부의 체온이 더욱 상승하여 가려움증을 유발하며, 체내의 노폐물이 배출되지 않고 피하(皮下)에 축적되어 새로운 각질을 양산하는 악순환을 반복하게 된다. 아토피 피부염은 잘 호전되다가도 땀의 배출로 피부에 노폐물이 쌓이면 악화되어 피부의 태선화가 두꺼워지는 경향이 있으며, 이러한 현상은 여름에 땀이 많은 유아들과 움직임이 많은 아이들에게서 많이 나타난다. 목욕의 경우는 때를 밀거나 탕목욕은 피하고, 약간 시원할 정도의 미지근한 물로 간단히 샤워를 하여 체온을 떨어뜨리고, 물기가 마르기 전(통상 3분 이내)에 보습을 충분히 해서 피부의 건조감을 줄여 주어야 단시간 내에 회복시킬 수 있다.

⑥ 장시간 컴퓨터 사용금지

아토피의 원인 부분에서 언급한 것처럼 장시간 컴퓨터 사용은 아토피 치료에 치명적인 악영향을 준다. 신체기능을 저하시킬 뿐만 아니라 정신적인 신경 작용을 교란시키기도 하고, 체력 저하의 원인이 되며, 게임이나 동영상 등은 과민한 신경 자극을 유도하여 면역기능 조절에 악영향을 줄 수 있다. 따라서 업무나 공부를 위한 컴퓨터 사용은 어쩔 수 없으므로 최소한으로 줄이고, 컴퓨터 게임은 하지 않아야 하지만, 불가피하게 해야 할 경우에는 30분 이내의 짧은 시간으로 나누어서 쉬었다가 다시 하는 것이 좋다.

⑦ 호전 중의 음식 실수

화식식이요법을 적용하다 보면, 육식을 좋아하거나 외식을 좋아하는 경우에 음식 관리가 너무 엄격해서 반복적으로 금지 식품을 먹는 실수를 하는 경우를 보게 된다. 많은 환자분들이 아토피가 호전될 때에는 스스로 화식요법을 풀고 금지 음식을 먹는 실수를 하게 되는데, 의료진과 상담하지 않고 임의로 음식을 풀어 금지하는 음식을 먹으면 치료가 지연되거나 악화되는 원인이 된다. 금지 식품을 먹는 실수를 하게 되면 음식의 반응이 곧바로 나타나서 반성하게 되고 반복적인 실수를 하지 않는 경우도 있다.

어떤 경우에는 독소가 미약한 음식을 반복적으로 섭취하여 피부의 반응으로 발현되지 않고 체내에 독소가 쌓여 누적되어서 면역 기능을 교란함에 따라 반응(방아쇠 효과)하기도 한다. 일반적으로 음식을 실수하면 특히 쇄골(鎖骨, clavicle) 이하의 사지(四肢)와 몸통 쪽으로 가려움증이 증가하여 쇄골 이하 부위를 심하게 긁게 되며, 일반적으로 음식에 대한 피부 반응은 3일 정도까지 영향을 미치므로 사지(四肢)가 유난히 가려웠다면 3일 이전부터의 먹은 음식을 반추해 봐야 한다. 따라서 먹을 수 있는 음식의 종류를 늘리려면 피부 상태를 세심히 관찰하면서 의료진과 상의한 후, 독소가 적은 음식부터 한 가지씩 서서히 풀어 가면서 몸의 반응을 주의 깊게 살피는 것이 중요한다.

⑧ 생활 습관과 수면 시간

인간은 낮에 활동하고 밤에는 잠자는 동물로 생리 구조가 돌아가는데, 중증의 성인아토피 환자들은 사회생활을 거의 안 하므로 밤낮의 시간 개념이 없어 대개는 새벽 3~5시경에 잠들기 시작해서 한낮까지 잠을 자는 경우가 많다. 물론 그 이면에는 잠을 자려고 하는 밤에 부신피질호르몬의 영향으로 가려움증이 더욱 심하게 증가하여 수면을 취할 수가 없기 때문이기도 하지만, 장기간의 잘못된 수면 습관으로 신체와 두뇌가 새벽에 잠자는 것에 적응하는 것도 문제다. 장기간 밤낮을 바꾸어 생활하는 생활 습관은 결국은 스스로를 얽어매는 구속이 되어 치료가 끝나서 사회에 복귀할 때도 다시금 시차(時差)에 적응하기가 어렵게 만든다. 또한 중증의 성인아토피 환자들은 집 안에서조차 점점 은둔형 외톨이가 되어 가면서 터놓고 대화할 수 있는 상대가 줄어들고, 더구나 인터넷을 통하여 잘못된 사고방식을 갖고 있는 좋지 않은 사람들과도 대화하게 되며, 따라서 잘못된 정보를 얻게 되는 경우가 많으므로 주의해야 한다.

6) 상담 포인트와 치료 경험의 결론

아토피 피부염의 진료는 환자의 심리상태와 증상의 심화 정도에 따라 환자가 인식하는 가려움증과 고통을 느끼는 정도가 다르므로, 그에 따라 임기응변적으로 대응하고 상담해야 한다. 대부분 경증의 환자는 환자 자신도 아토피 치료에 적극적이지 않으므로 비교적 간단한 상담과 생활 습관의 교정이 필요하며, 아울러 향후 악화되어 가는 반응에 대하여 자세히 알려 주어야만 증상이 심해지려 하는 초기에 적절히 대응해서 중증으로의 이행을 방지할 수 있다. 하지만 만성 중증인 경우는 수많은 치료로 인한 환자의 불안한 심리를 이해하고 배려할 수 있어야 하며, 치료에 대한 불확실함으로 인한 두려움을 떨쳐 버릴 수 있도록 보다 세심하고 적극적인 자세가 요구된다. 장기간의 병력으로 만성 중증이 된 경우는 대부분 수많은 종류의 치료로 인하여 경제적으로도 어려우며, 가족 간의 협조도 잘 안 되어 방치하고 치료를 포기하는 경우가 많으므로 치료에 대한 불신감의 제거가 가장 중요하다. 치료에 확신을 심어 주는 가장 좋은 방법은 치료 과정 중의 피부의 변화에 대한 정확한 정보를 미리 알려 주는 것이며, 향후 치료 단계마다의 피부의 변화가 미리 알려 준 대로 진행된다면 믿고 치료할 수 있을 것이다. 또한 악화되었을 때에 그 원인을 정확히 찾아서 설명해 주고, 실제로 찾아낸 악화의 원인을 제거하면서 다시금 피부가 호전된다면 치료에 대한 확신은 배가(倍加)될 것이다. 따라서 의료진은 악화된 상황을 분석하고 그 원인을 지적해 줄 수 있어야 하며, 나아가 환자가 그 점을 스스로 인지하고 느끼며 관리할 수 있도록 환자와 보호자에게 미리 알려 줄 필요가 있다. 다시 말해 환자 스스로가 자신의 몸이 어떻게 했을 때 이상하게 반응하는지, 그리고 어떻게 했을 때 회복되는지에 대한 과정과 이해를 도와주고, 균형이 흐트러진 자율신경의 조화를 정상적으로 되돌리기 위한 꾸준한 자기 노력과 개선을 스스로 할 수 있도록 유도하여야 한다. 즉 환자 스스로가 자신의 몸을 컨트롤할 수 있어야 한다는 것이다.

아토피 환자의 치료 과정 중에 환자나 보호자가 치료를 시작하기 전에 먼저 인지하고 있어야 하는 점들에 대하여 알아보면, 아토피 치료의 핵심은 먼저 아토피의 개념과 치료 과정에 대한 이해부터 시작된다는 사실이다. 첫째, 환자나 보호자 모두 아토피가 단순한 피부질환이 아니라 자가면역질환이라는 사실을 인식하고, 그 치료의 방향을 면역기능의 조절에 초점을 두고 치료와 관리를 해야 함을 인식할 필요가 있다. 둘째, 아토피의 어떤 증상이 호전 반응인지, 악화 반응인지를 정확히 알고 있어야 호전과 악화에 대한 결정을 하고 이해할 수 있다. 셋째, 환자의 가정적 · 사회적인 환경, 심리 · 생활습관들이 환자의 치료 과정에 어떠한 영향을 끼치는지에 대한 정보를 수집하고 파악하여 개선할 점은 개선해야 한다. 넷째, 면역질환의 치료와 개선은 단순히 약물로만 치료되는 것이 아니라, 생활 습관의 개선과 화식식이요법이 오랜 기간 병행되어야 한다는 점을 환자와 가족이 이해하고 서로 도와서 치료에 전념할 수 있는 여건을 만들어 주어야 한다. 다섯째, 만약 아토피 피부가 악화되었다면 악화된 원인을 분석하고 찾아내서 개선해야 한다. 악화의 원인을 찾는 구체적인 요령은 다음과 같다.

우선 공통적으로 식이요법의 철저한 준수 여부를 확인하기 위하여 환자가 내원하기 전까지 먹은 식단표를 검사하여 금기 음식의 섭취 여부를 확인하고, 어떤 경우에는 환자가 인지하지 못하고 있는 음식까지 세밀하게 찾아보아야 한다. 예를 들면 떡의 경우 색소, 방부제, 건포도, 설탕 등의 첨가 여부, 가공 잼이나 첨가물을 함유한 팥소(앙꼬)가 들어 있는 제품, 콘플레이크 같은 곡물 식품도 지나치게 설탕을 다량 함유하거나 금지 성분이 들어 있는 경우도 있으므로, 식품을 선택할 때는 항상 성분표시를 점검하는 습관을 갖도록 해야 한다. 때에 따라서는 먹지 말아야 할 음식인지를 알면서도 참지 못하고 금지 음식을 먹고 나서는, 의료진에게 꾸지람 들을 것이 걱정되어 본인이 먹은 금지 음식을 빼고 식단표를 적어 오는 경우도 있으므로 더욱 세심히 살펴야 한다. 또한 섭취 가능한 음식이지만 조리 방법이나 조미료의 사용에 따라 일시적으로 한두 번 먹는 것은 무방하더라도 계속 먹게 되면 독소의 누적으로 반응하는 경우도 있다. 예를 들면 거의 매일 된장국과 된장찌개를 주식으로 먹으며 생활 관리까지 나무랄 데 없이 잘 지키는데도 오랫동안 호전이 안 되는 아이가 있었는데, 의심이 되어 세밀히 관찰해 보았더니, 시중에서 판매하는 된장을 사용하고 있었다. 시중에서 판매하는 된장은 방부제나 조미료가 함유되어 있어서 국이나 찌개를 끓이면, 느끼하면서도 들쩍지근한 조미료의 맛이 나기 마련이다. 아이의 엄마에게 시판 된장을 먹이지 말고 시골에서 직접 담근 된장을 구해서 먹이도록 하였더니, 칼칼하며 맛도 좋으면서 치료 속도가 빨라진 경우가 있었다.

또한 어떤 환자는 생활 습관이나 음식 등 모든 것을 나무랄 데 없이 잘 지키는데도 호전이 안 되어서 원인을 찾고자 장시간 상담 중에 껌을 계속 씹고 있는 사실을 확인했고, 더구나 조금 씹다가 단물이 빠지면 껌을 뱉어버리고 새로운 껌으로 갈아 씹기를 하루에도 십여 차례 반복하고 있었다. 역시 껌 씹는 행위를 중단하고는 호전 속도가 눈에 띄게 빨라졌다.

또한 연령에 따라 하는 행동이나 먹는 음식이 다르기 때문에 악화의 원인이 다른 경우가 많으므로 실제 상담에서는 환자의 나이에 따라 중요한 체크 사항이 다른 경우가 많다. 첫돌 이전의 유·소아는 주로 감기, 실내 환경의 온습도와 새집증후군, 집먼지진드기, 예방접종의 여부, 장시간의 외출 여부, 모유 수유 시의 엄마의 식이요법 준수 여부, 아기가 먹는 분유의 종류, 이유식에 첨가되는 식자재의 종류, 너무 잦은 목욕과 잘못된 목욕 방법 등을 세밀히 찾아보아야 한다. 유치원 정도의 소아와 초등학생의 경우는 주로 감기, 집 안 환경의 온습도와 새집증후군, 집먼지진드기, 예방접종의 여부, 유치원이나 학교에서 제공하는 단체급식과 간식, 이 또래의 아이는 돈을 가지고 마트에서 과자류를 사 먹는 것에도 주의를 기울이기 시작해야 한다. 청소년기부터는 여성의 생리 여부와 남성의 마스터베이션, 감기, 공부나 교우 관계에 따른 스트레스, 수면 습관, 공부하는 시간과 환경, 지나친 컴퓨터 사용과 게임에의 몰입, 학교의 단체급식과 학교 주변의 마트에서 사 먹는 인스턴트류에도 관심을 갖고 상담을 해야 한다. 마지막으로 성인이 되면 감기, 직장이나 사업상의 스트레스, 음주, 흡연, 생활습관과 수면습관, 사회활동에 따라 외식에 의한 식이조절, 직장의 단체급식, 움직임이 없는 사무직이나 열악한 환경에 노출된 작업환경, 생리나 마스터베이션, 섹스 등 성생활에 대하여 자세히 살펴보아야 한다.

마지막으로 아토피 증상에 따른 피부의 변화 요인에 대한 이해가 중요하며, 만약 태선화가 심하다면 피부의 재생 기간은 그만큼 반복적이며 오래 걸릴 수밖에 없다. 그 변화 과정을 환자에게 이해시켜야 하고, 치료 과정에서의 변화는 빠른 시간에만 되는 것이 아니라는 점을 인식시켜야만 환자의 조급함을 제어할 수 있다. 대개 한의원에 내원하는 환자들의 절반은 지난번과 똑같다고 말하면서 내원하고, 1 / 4 정도는 심해졌다고 투덜거리면서 내원하고, 나머지 1 / 4 정도는 좋아졌다고 기뻐하면서 내원하지만, 사진을 찍어서 지난번 내원했을 때와 비교해 보면 대부분은 호전되어 있는 것을 알 수 있다. 이전의 피부 상태와 현재의 피부 상태를 사진으로 직접 확인하고 나서야 비로소 안심하면서 집으로 돌아가는 환자가 대부분이다. 환자는 심해졌다고 느끼지만, 부종이 빠지면서 생겨난 각질로 인한 가려움과 새살이 차오르는 새살 가려움을 심해졌다고 느끼게 되는 것이며, 해상도가 좋은 카메라로 사진을 찍어서 피부 조직을 확대해 보면, 부종이 빠지고 각질의 크기가 작아지며 새살이 차오르면서 피부가 훨씬 부드러워져 있음을 알 수 있다. 호전과 악화 반응을 정확히 알고 있어야만 악화되지 않은 상황을 환자가 스스로 악화라고 오판하지 않도록 설명해 줄 수 있으며, 치료를 끝까지 이끌어 갈 수 있다.

7) 신창한의원의 진료 방법

신창한의원에서 아토피(특히 성인아토피)를 치료하게 되면 치료 과정의 단계는 초기단계와 중간단계, 그리고 관리 · 회복의 3단계로 순차적으로 증상이 변화하면서 누구나 동일한 치료 양상을 보이게 된다. 물론 치료 기간은 증상의 심화 정도, 병력 기간, 사용한 스테로이드의 종류와 양에 따라 다르며, 각 단계별로도 진행의 과정과 양상 및 기간은 다르게 나타나지만 동일한 순서로 변화해 가면서 치료가 진행된다.

치료의 초기 단계는 면역기능이 교란되어 좋지 못하던 몸 상태가 한약의 복용과 함께 서서히 회복되면서 피부변화가 일어나는 단계로, 부종이 빠지면서 피부가 수축하는 현상이 일어난다. 이어서 피부표면의 각질이 생성과 탈락을 반복할수록 피부층은 점점 얇아지면서 본연의 자신 피부를 찾아가려는 자연치유력의 반응이 시작된다. 태선화가 두껍게 진행된 경우는 처음에는 각질의 크기와 양이 작았다가 피부 재생이 탄력을 받는 시점이 되면 갑자기 각질의 크기가 커지면서 본격적인 치료 중간 단계로 진입하게 되고, 각질가려움(겉 가려움)이 시작된다.

치료의 중간 단계부터는 피부의 재생이 본격적으로 시작되어 각질이 크게 떨어져 나가며, 시간이 지나면서 서서히 각질의 크기와 양이 줄어들고, 새로운 피부가 재생되어 나오면서 서서히 자신의 피부를 찾아가게 된다. 아토피 피부의 각질이 어느 정도 탈락하고 나면 피부층이 정상적으로 얇아지고, 그동안 피부에 내재되어 있던 독소가 뾰루지(도돌이)나 진물의 형태로 배출되기도 하고, 독소가 적은 경우는 작은 각질의 탈락이 곧바로 새살의 증식으로 이어지게 되어 피부가 연분홍색으로 은은하게 붉어지면서 새살가려움(속 가려움)이 생기게 된다. 이 시기에는 가려움증으로 고생을 많이 하게 되지만 힘들어도 슬기롭게 참고 지내면서 새살이 오르는 시간을 견디고 나면, 새살이 오르면서 점차 새살가려움도 사라지게 된다. 단 이때의 새살은 매우 얇고 부드럽기 때문에 손으로 살짝 긁기만 해도 쉽게 상처가 나거나 외부환경에 쉽게 반응하므로, 무엇보다 섭취 가능한 음식에 더욱 주의하면서 가려움증을 참는 인내심을 길러야 한다. 가려움증을 참으라고 말은 하지만 실제로는 참기 힘든 극심한 가려움증이며, 이때는 고통 없이 얻을 수 있는 것은 아무것도 없다는 신념으로 새살이 차오르는 시간을 기다려야 한다.

마지막으로 관리·회복 단계에서는 새살이 어느 정도 재생되어 가려움증이 현저히 줄어들고, 피부에 땀도 나기 시작하여 피부가 촉촉하게 윤기가 흐르는 것을 본인이 확인할 수 있으며, 자세히 살펴보지 않으면 아토피를 앓고 있는 환자인 줄을 모를 정도가 된다. 이 시기에는 부드러운 새살이 조금씩 탄탄해지면서 탄력을 갖게 되어 웬만한 자극에도 가려움증이나 상처가 생기지 않으며, 이제 먹을 수 있는 음식물의 종류를 점차 늘려 가고 한약의 복용도 하루에 3회 → 2회 → 1회로 서서히 줄여 나가면서, 최종적으로는 한약을 복용하지 않고 거의 모든 음식을 먹어도 아토피 반응이 없어야 치료를 종료하게 된다. 이후에는 자신의 원래 신체 기능을 자연스럽게 회복할 수 있도록 꾸준히 운동을 병행하면서 생활 습관을 관리하면 시간이 지날수록 점점 더 튼튼한 피부를 갖게 된다.

아토피성 피부염을 치료하는 과정에서 성인의 경우에 1년 이상 장기적으로 한약을 복용하다 보니, 근래에 양방병원의 의사들이 "한약을 먹으면 간(肝)이나 신장(腎臟)이 나빠진다."라고 공공연히 말함으로 인하여 한약의 장기 복용을 두려워하는 분들이 있지만, 이는 말 그대로 어불성설(語不成說)이다. 한약 중에는 간염이나 신장질환을 치료하는 약도 있으므로 "OOO 한약재가 들어간 한약을 복용하면 간이 나빠진다."라고 구체적으로 표현해야 옳은 말일 것이다. 한의학적인 관점에서는 우리가 평상시에 먹는 쌀, 보리, 콩, 팥, 무, 콩나물 등등의 음식물을 모두 한약으로 사용하는 것이 현실이므로 평상시에 한약을 먹지 않는 사람은 전혀 없는 것이다. 그런데도 한약을 복용하면 간이 나빠진다는 말이 납득될 수 있을까? 실제로 치료 과정에서 윤피청을 2년 이상 복용하신 경우도 있었는데, 간 기능과 신장의 검사에서 아무 문제가 없었다. 안심하고 한약을 복용하면서 아토피, 건선, 태열, 습진, 수포성표피박리증 등의 난치성 피부질환의 치료에 도전해 보자. 더구나 성인아토피의 경우는 정확히 치료할 수 있는 의료기관이 거의 없으므로 더욱 답답한 현실이다.

끝으로 한의원 치료의 사례를 살펴보면, 스테로이드 사용의 유무에 따라 치료 과정과 기간에서 커다란 차이를 보였으며, 스테로이드를 사용하지 않은 환자는 여러 가지 환경에 반응하는 민감도나 증상의 심화 정도 및 음식에 대한 인내심에 따라 개인차가 있었지만, 그래도 스테로이드를 사용한 환자보다는 더욱 빠르고 안정적인 치료 과정을 보였다. 스테로이드를 사용했던 환자는 사용한 스테로이드의 등급(강도), 얼마나 오랜 기간, 얼마만큼의 양을 사용하였는가에 따라서 치료기간과 발현증상의 강약에 차이가 나고, 주사와 먹는 약의 복용 여부에 따라서도 많은 차이를 보이게 된다. 그 경우는 치료 과정 중에 전반적으로 신체기능의 불균형이 많이 나타나고, 피부증상의 변화와 변동이 많아서 세심하게 배려하지 않으면 고통이 아주 심하다. 더구나 스테로이드 사용으로 일시적인 강력한 효과에 도취되어 그만큼 빠른 호전을 원하는 심리를 갖게 되며, 사소한 피부 변화에도 민감하게 대응하는 경우가 많다. 이런 경우에는 피부증상의 변화에 대한 이해와 앞으로 진행되는 과정을 미리 말해 주어 마음을 편히 갖고 정상적인 치료 과정임을 인지하도록 하는 것이 매우 중요하다. 물론 스테로이드가 전혀 효과가 없다는 말은 아니고 초기 증상처럼 아토피가 약하게 발현된 경우는 오히려 스테로이드로 빠른 효과를 볼 수 있으며, 증상이 다소 심하더라도 최소한의 용량을 적절히 사용하여 관리할 수 있다면 호전될 수도 있다. 그러나 현실은 그렇게 능력 있는 좋은 의사를 만나기가 힘들며, 얼마 전 TV에서는 20세 정도의 젊은 청년이 안과에서 처방받아 사용한 스테로이드 부작용으로 인하여 실명의 위기까지 이르게 된 사연이 방송된 적도 있다. 지나치게 빠르고 좋은 것은 그만한 대가를 지불하게 마련인 것이 현실이며,

고통 없이 얻은 것은 쉽게 잃어버리기 마련이다. 힘들고 어렵게 돈을 번 사람은 쓰기도 어려워 관리를 잘하지만, 편하고 쉽게 많은 돈을 번 사람은 한순간에 쉽게 탕진하여 관리하기가 어려운 것과 같다. 힘들고 고통스럽게 얻은 성과물이어야만 그 소중함을 알게 되고, 소중한 것을 지키고자 더욱 정성 들여 관리하고 보살피는 것이 인지상정이라 생각한다. 하지만 현대인은 먹을거리부터 지나치게 달거나 순간적으로 자극적인 것을 추구하는 경향이 있어서 쉽고 편하게 쾌락만을 좇는 사람이 많다. 하지만 진정으로 인생의 깊은 맛은 쓴맛 속에서 찾을 수 있으며, 항상 쓰디쓴 음식만 먹다가 약간만 달콤한 음식을 먹어도 그 행복감에 만족하는 이치와 같다고 생각한다.

8) 임상 논문 요약 ≪2007년 전국한의학학술대회≫

필자는 2007년 11월 4일 삼성동 코엑스에서 열린 ≪2007년 전국한의학학술대회≫에 <화식면역요법을 이용한 아토피성 피부염의 치료>라는 제목으로 임상 논문을 발표하였는바, 그 논문의 내용을 간략하게 초록으로 요약한다.

Ⅰ. 서론

'화식면역요법'이란 면역기능을 조절하여 아토피성 체질에서 일반 정상 체질로 변화시키는 한약(윤피청, 潤皮 – 淸)과, 화식을 기본으로 철저한 식이요법을 주창하는 화식식이요법, 그리고 가려움증을 완화시켜 주는 한방 외용제의 3가지가 유기적으로 삼위일체를 이루어 아토피를 치료하는 신창한의원만의 아토피 치료법을 말한다. 본원에서는 황기, 애엽, 갈근, 백작약, 감초 등이 포함된 '윤피청(潤皮 – 淸)'을 개발하여 주로 성인아토피를 치료해 온바, 치료율이 80%에 이르는 탁월한 효능을 나타냈다.

'화식식이요법'이란 모든 음식물을 익혀서 먹는 방법이다. 인공감미료, 식품첨가물, 착색제, 방부제, 향신료, 계면활성제 등이 첨가된 시판하는 과자나 아이스크림 같은 음식물과, 식당이나 단체급식에서 사용되는 화학조미료는 아토피 환자들에게는 천형이라 해도 과언이 아니다. 더구나 과일이나 채소도 소득을 늘리기 위해 상업적인 경작 방법을 도입하여 토양마저 오염되고 황폐화시켜 정상적인 먹을거리가 거의 없어진 것이 현실이며, 토양뿐만 아니라 공기와 물마저도 오염되어 더 이상 완전한 유기농이란 말은 존재하지 않으며, 유기농이란 말은 단지 '재배 과정에서 의도적으로 유해물질을 사용하지 않음'을 말하는 것이지, 결코 '유해 물질이 전혀 없다'는 뜻은 아니다.

이러한 현대의 열악하고 오염된 환경에서 아토피성 피부염 같은 난치성 피부질환이 창궐하는 것은 사필귀정이다. 이에 본원에서는 '윤피청(潤皮 – 淸)'을 개발하고 화식면역요법을 이용하여 아토피를 치료해 온 결과 소아

는 물론이고, 난치성인 성인아토피까지도 탁월한 효과를 나타내어 아래와
같이 보고하는 바이다.

Ⅱ. 임상 방법

1) 임상대상

2006년 9월부터 2007년 10월까지 신창한의원을 방문한 환자들 중 아토
피 피부염이라고 진단한 환자 중 성인 37명, 소아 12명, 유아 1명 총 50명
을 대상으로 하였다.

2) 방법

아토피 피부염을 치료함에 있어서 화식면역요법을 기준으로 처방한 한약
인 윤피청(潤皮 - 淸)을 투여했고, 건조한 피부의 가려움을 완화시키기 위
하여 윤피청(潤皮 - 淸) 성분이 포함된 한방외용제를 병행하여 사용했으며,
화식식이요법을 철저히 적용시켜서 가려움증을 유발할 수 있는 근본 물질
의 유입을 억제하였다. 이와 같이 3가지 방법을 유기적으로 삼위일체로 적
용하여 아토피 환자를 치료하였다.

① 진단 기준

아토피는 양·한방 어디에서든 명확한 진단 기준이 없어서 객관적이며 체계적으로 아토피를 치료하여 결과를 얻기가 매우 어려운 것이 현실이므로, 세계적으로 학계와 기업에서 통용이 되는 SCORAD(scoring atopic dermatitis) INDEX를 도입하여 환자의 증상을 수치화하여 적용하기로 하였다.

② 한약 투여

환자들에게 윤피청(潤皮 – 淸)을 성인과 소아는 1회 1포씩, 1일 3회 식후 60분 이내에 투여하였다. 탕약 1포의 용량은 60㎖로 하였으며, 유아의 경우는 30㎖를 1일에 나누어 투여하였다.

③ 피부보호제 사용

건조한 피부를 보호해 주기 위해 천연 성분의 한약인 윤피청(潤皮 – 淸) 성분을 포함하는 자체 개발한 외용제 및 보습제를 병행하여 사용하게 하였다.

④ 화식식이요법 적용

화식식이요법의 핵심은 모든 음식을 불에 익히거나 발효시킨 것만 먹는 것으로 화식을 하면 영양소가 파괴된다고 하여 생식을 주장하는 학자들도 있지만, 정상인들과는 달리 면역 기능이 교란된 아토피 피부염 환자들은 생식에 대한 과민 반응이 크게 나타나는 것을 오랜 임상을 통해서 확인할 수 있었으며, 이로 인하여 금번 임상 대상자 50명에도 동일하게 이 화식요법을 적용하였다.

Ⅲ. 결론

	총인원(50명)	치료 회복 및 관리	치료 지연 및 중단	비고
성인 중증	18	11	7	
성인 중간증	12	12		
성인 경증	7	7		
소아 중증	6	4	2	
소아 중간증	2	1	1	
소아 경증	4	4		
유아 중간증	1	1		
합계(치료율%)	50명(100%)	40명(80%)	10명(20%)	

상기에 언급한 바와 같이 2006년 9월부터 1년간 신창한의원에 내원하여 치료가 종료된 환자들의 치료 경과를 스코라드 지수(SCORAD INDEX)로 매 6주마다 통계를 내어서 도표화하고, 그래프로 작성하여 논문을 발표했다. 물론 임상 케이스가 50명밖에 안 되어 숫자적으로는 적지만, 당시에 성인아토피를 치료할 수 있는 의료 기관이 거의 없는 상태에서 50명 중에 성인이 37명으로 대부분이었으므로, 저 나름대로는 성인아토피 치료의 통계로서 의미 있다고 판단했기 때문에 논문을 발표하게 되었던 것이다. 당시에 성인 37명 중에서 중증은 18명이었으며, 스코라드 지수 측정의 모든 항목에 만점을 부여하여 도출되는 최고 중증 아토피의 스코라드 지수가 103점 만점인데, 논문의 통계자료로 사용된 중증 성인의 스코라드 지수(SCORAD INDEX)의 평균은 98점으로 아주 중증이었으며, 첫돌 이전의 유아는 1명뿐이었다. 일반적으로 아토피 증상은 다양하며 더구나 중증 성

인아토피의 증상은 장기간의 병력(病歷)으로 인하여 더욱 복잡다양하게 변화해 있다. 특히 한의학적인 치료는 변증(辨證)과 체질까지 염두에 두고 진찰과 처방을 해야 하므로, 설사 중증 성인아토피가 치료되었다 해도 환자 각자의 처방과 치료 방법이 다르기 때문에 통계적인 임상 논문을 발표할 수 없는 실정이며, 단지 개개인의 경우에 따른 임상 사례만을 발표할 수 있을 것이다. 그러나 당시에 필자는 모든 성인에게 동일한 윤피청(潤皮 - 淸)을 투여하였으며, 유·소아에게도 성인과 동일한 윤피청(潤皮 - 淸)을 투여하여 치료하였으므로 통계적인 수치를 얻을 수 있어 논문을 발표했던 것이다. 논문의 결과에서 나타나듯이 유·소아와 성인을 모두 포함한 아토피의 치료율은 80%로 아주 높은 확률이었으며, 그중에서 성인 중증의 경우에 치료기간이 많이 필요하기 때문에 개인적으로 치료 과정 중의 가려움증을 견디지 못하거나, 경제적인 이유로 치료를 포기한 환자가 7명이나 되어서 치료율이 낮아진 것으로 보인다. 새살 생기는 가려움증을 인내하는 정도가 개인적으로 차이가 있지만 조금만 더 참아 주었다거나, 장기간의 치료로 인한 경제적인 부담이 줄어들었다면 치료율은 좀 더 높아졌을 것으로 생각한다. 또한 외용으로 피부에 바르는 약은 일체 사용하지 않았으며, 오로지 먹는 한약과 화식식이요법으로 치료하였고, 간혹 피부가 건조한 경우에는 보습제나 비누 및 바디클렌저 등을 사용하게 했다. 그러므로 성인아토피를 포함한 모든 아토피에 저희의 한약이 아주 탁월한 효과를 나타낸다는 것을 입증하는 계기가 되었다.

07

유소아아토피

1) 유아아토피(태열, 胎熱)

유아아토피는 흔히 '태열'이라고 말하며, 주로 생후 2~6개월 사이에 나타난다. 과거에는 "첫돌이 되어 흙을 밟게 되면 저절로 낫는다."는 말이 있어서 치료하지 않고 시간이 흘러 첫돌이 되기를 기다리는 경우가 있었지만, 아기가 거주하는 환경과 먹을거리가 오염되지 않은 깨끗한 과거의 일이며, 현대는 실내외의 환경과 먹을거리의 오염으로 인하여 아주 가벼운 증상을 제외하고 90% 이상이 아토피로 진행된다. 태열이라고 불리는 유아아토피는 시간이 지나면서 첫돌 무렵이 되면 흉선이 발달함에 따라 면역기능이 안정화되어 좋아지는 경우도 있다. 더구나 얼마 전까지는 태열의 피부 증상이 아무리 심하더라도 소아과나 피부과에서는 7등급의 가장 약한 스테로이드제제를 사용하였으나, 근래에 들어서는 피부 증상이 조금만 심해도 신속한 효과를 위하여 3, 4등급 정도의 강력한 스테로이드제제를 처방하여 치료하는 경우가 왕왕 있다. 이미 알고 있다시피 스테로이드제제를 사용하기 시작하면 그 신속하고 강력한 효과에 도취되어 점점 더 강력한 스테로이드제제를 사용하기 마련이다. 마침내는 스테로이드제제를 내복약과 주사제로 사용해도 효과를 못 느끼는 지경에 이르러서는 스테로이드제제의 중독으로부터 벗어나기(탈스테로이드, 탈스)가 여간 힘든 것이 아니다.

이러한 태열의 증상을 어른들의 말을 믿고 방치하다가 태열이 치료되지 않고 점차 악화되어 소아아토피로 발전하게 되면 더욱 큰일이며, 치료가 그만큼 어렵게 된다. 소아아토피는 초·중등학교의 사춘기 시절을 거치면서 면역기능이 좋아지면 자연적으로 치료되기도 하지만, 대부분은 성인이 되어도 치료되지 않고 평생을 가려움의 고통 속에서 보내게 되는 성인아토피로 발전하게 된다.

통계적으로 보면, 증상의 경중은 있지만 전체 유아의 20% 내외에서 태열이 나타난다. 양 뺨에 불그레하게 부분적인 작은 반점 형태로 시작해서 얼굴과 머리 및 등 부분에 붉은 반점과 수포·딱지·진물 등이 생기며, 전신으로 퍼지게 된다. 일반적으로 아기는 성인보다 열(熱)이 많으며, 따라서 땀도 많다. 특히 잠이 들려고 할 때와 막 잠이 들기 시작할 무렵에 뒷머리와 목덜미 및 등 부분에서 땀이 많이 나기 마련이다. 대개의 아기들은 열이 많기 때문에 잠을 잘 때에 움직임 없이 얌전히 누워서 자는 것이 아니라, 덮은 이불을 발로 차 버리고는 이리 뒹굴 저리 뒹굴 굴러다니면서 잠을 잔다. 아기가 잠이 들면서 젖은 옷을 그대로 입고 자다가 새벽에 기온이 떨어지면서 추워지면, 땀으로 젖은 옷의 냉기(冷氣)가 그대로 아기의 몸에 전달되어 쉽게 감기가 들 수 있다. 그러므로 아기를 잠재우려고 할 때에는 등 부분에 수건을 넣었다가 잠이 든 연후에 살며시 제거해 주거나, 잠이 든 연후에 웃옷을 마른 옷으로 갈아 입혀야 예쁜 아기의 잦은 감기를 예방할 수 있다.

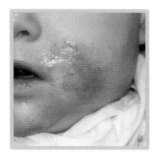 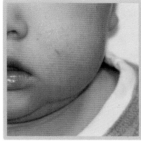 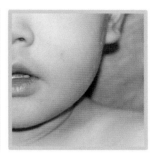

2) 태열의 원인과 증상

일반적으로 '태열(胎熱)'은 출생 후 1년 이내에 두면(頭面)부에 습진이 생겨 붉어지고 부종을 동반하기도 하며, 가려우면서도 진물이 줄줄 흐르는 피부질환으로 습진과 비슷한 증상으로 나타난다. 정확한 한의학적인 용어로는 '태독(胎毒)'이지만, 이 책에서는 일반적으로 알려져 있는 용어인 '태열'로 설명한다.

한의학적인 태열의 원인은 임신부가 임신 기간 동안에 열병(熱病)을 앓거나, 오신채(五辛菜, 매운 맛을 내는 다섯 가지 양념: 마늘, 파, 생강, 겨자, 후추), 술, 밀가루 음식, 열독(熱毒)이 있는 음식을 많이 먹어서 엄마의 뱃속에서 축적된 과잉의 열이 태아의 혈액 속에 열을 유발하는 독소로 잠복해 있다가 출생 이후에 피부를 통해 발산되는 생리적 증상과 유전적 소인으로 본다. 임상적으로 추적하여 보면, 엄마가 임신기간 동안에 부부간이나 고부간(姑婦間), 기타 직장이나 친구 관계 같은 어떤 다른 일로 인하여 지나치게 스트레스를 많이 받은 경우(스트레스를 받으면 열이 나면서 두통 같은 발열 증상이 나타남), 인스턴트류의 간식을 많이 먹은 경우, 매운 음식이 입에 당겨서 많이 먹고 출산한 아기에게서 태열 증세가 나타나는 것을 종종 보게 된다. 어떤 학자는 인간의 진화 과정의 결과로 설명하기도 한다. 즉 엄마의 뱃속에서는 양수(羊水)라는 물속에서 물고기 같은 어류(魚類)와 유사한 호흡을 하면서 존재하다가, 피부호흡과 폐호흡을 겸하는 양서류(兩棲類)의 진화 단계를 '분만'이라는 극히 짧은 시기에 순간적으로 지나치고, 전적으로 폐호흡을 하는 인간으로 태어나는 순간에 공기와 접촉하면서 적응을 잘못한 결과라고 설명하기도 한다. 한의학적으로는 '폐주피모(肺主皮毛)'라고 하여 모든 피부와 터럭은 폐(肺)에서 주관하는 것으로 설명한다. 이러한 관점에서 보면, 상당히 일리 있는 설명으로 보인다. 실제로 임상적으로 볼 때, 태열과 아토피 같은 피부질환은 폐(肺)의 기능과 밀접한 관련이 있다.

태열의 증상은 붉은 반점이 양쪽 볼에서 시작하여 점차 얼굴 전체가 벌겋게 붓고 각질화(角質化)하여 거칠어지며, 진물이 나면서 가려움증이 몹시 심하게 된다. 유아는 소아나 성인보다는 피부 재생의 속도가 빠르므로 증상의 호전이나 악화 반응이 훨씬 빠르게 진행된다. 따라서 치료기간이 성인보다는 짧은 것이 특징이다.

태열이 얼굴에 잘 생기는 이유는 무엇일까? 한의학적인 관점에서 태열이 주로 얼굴에 발생하는 이유는, 얼굴은 제양지회(諸陽之會, 모든 양(陽)의 기운이 모이는 곳)로써 양기(陽氣)가 얼굴로 집중되며, 위장(胃腸)의 기(氣)가 운행하는 경락(經絡)인 족양명위경(足陽明胃經)이 얼굴에 분포하기 때문이다. 특히 태열이나 유아아토피는 증상이 얼굴에 집중되어 나타나는데, 아이는 위장기관이 아직 미성숙(變蒸候, 변증후 참조)하여 음식물에 대한 알레르기 반응에 더 민감하고 위장에 쌓인 열이 얼굴로 집중되기 때문이다.

3) 태열의 특징

적당한 보습제만 잘 사용해도 자연적으로 치유되는 가벼운 태열도 있지만, 90년대 이후부터는 생리적인 변증열(變蒸熱) 같은 가벼운 미열에도 해열제와 항생제를 남용하고, 피부에 무엇인가 작은 트러블만 생겨도 연고(대부분이 스테로이드제제)를 함부로 바르는 경우가 많은데(1세 미만의 소아는 피부에 다양한 증상들이 나타났다가 사라지곤 하면서 자연스럽게 면역기능이 안정화되는 과정임), 이런 작은 습관들이 짧게 끝날 수 있는 단순한 피부 트러블을 태열이나 아토피성피부염으로 악화시켜 유아기뿐 아니라 아동기를 넘어 성인까지 지속되는 아토피로 발전하는 비율이 점차 높아지고 있다.

유아의 아토피를 치료하다가 보면, 처음 내원 당시에는 피부증상이 심각하지 않았는데도 치료과정에서 일시적으로 더욱 심해 보이는 경우가 많다. 특히 증상은 가벼운 경증으로 보이지만, 땀의 배출이 거의 없는 아기는 여지없이 전신에서 각질이 하얗게 올라와서 한동안 악화되는 것처럼 보이기도 한다. 그러나 얼마 지나지 않아서 작고 얇은 각질이 탈락하면서 솜사탕처럼 부드럽고 뽀얀 아기 본래의 피부가 나타나며, 땀도 원활하게 잘 배출되는 것을 확인하게 된다. 이 시기가 되어서야 비로소 안심을 하고 편안하게 면역기능의 안정을 기다릴 수 있다.

유아아토피의 특징은 호전과 악화의 변화가 빨라서 급격하게 전신으로 진행되기도 한다는 것이다. 따라서 증상의 변화가 급속하여 갑자기 얼굴과 머리가 상처투성이의 진물 덩어리로 변하기도 하고, 두면부(頭面部)와 전신에 습진과 태선화로의 진행이 빠르다. 반면에 아기는 성인에 비하여 피부의 재생 속도가 빠르고 음식관리도 수월하므로, 치료도 훨씬 빠르고 치료율도 높다. 즉 악화가 빠른 만큼 정확하게 치료만 한다면 증상의 호전도 그만큼 빠르다. 유아가 성장하여 첫돌 정도 되면 흉선이 발달하여 면역기능이 정상화되면서 자연적으로 호전되는 경우도 있다. 이런 이유로 과거에는 "흙을 밟으면 낫는다."는 말도 있었으나, 오염된 환경과 먹을거리의 변화에 따라 근래에는 저절로 치료되는 경우는 드물고, 대부분의 태열은 아토피로 진행된다.

4) 변증후(變蒸候)

변증(變蒸)이란 어린 아기가 치아가 생기고 뼈가 자라는 것으로, 비유하면 누에가 잠을 자면서 성장하는 것과 뱀이 성장함에 따라 허물을 벗는 것처럼 변하면서 생장(生長)하는 것이다. 아기의 이런 변증은 일종의 태독(胎毒)이 발산되어 흐트러져서 사라지는 반응이다.

인체는 음양(陰陽)과 수화(水火)가 혈기(血氣)에 증울(蒸鬱)해서 형체

(形體)가 이루어지는 것인데, 변증(變蒸)은 바로 오장(五臟)의 변하는 기운(變氣)과 칠정(七情)으로 말미암아 생기는 것이다. 대개 아기가 태어나면 32일마다 한 번씩 변증(變蒸)을 하는데 변증(變蒸)이 끝나면 성정(性情)이 전(前)보다 달라지는 것을 깨닫게 된다. 일반적으로 아기를 키우다 보면 한 번씩 아프다가 회복될 때마다 안 하던 행동거지를 하는 것을 보게 되는데, 이것은 변증(變蒸)에 의해 오장육부(五臟六腑)와 의지(意智)가 생장되기 때문이다.

인간에게는 365개의 뼈가 있어 하늘의 숫자(天數)를 상징하여 따르고, 24절기를 나누는 기세(期歲)에 대응함으로써 12개의 경락(經絡)을 나누기 때문에 32일마다 골맥(骨脈, 뼈와 혈맥)이 자라고 정신이 발달하는 것이다. 따라서 태어나서 매번 32일마다 신장, 방광, 심장, 소장, 간, 쓸개, 폐, 대장, 비장, 위장의 순서로 완전하게 각 장부 본연의 기능이 완성되어 가는 것이다. 열 번 변하고 다섯 번 증(十變五蒸)하고 나면, 마지막으로 비로소 위장이 완전해지면서 밥을 먹고 소화할 수 있는 것으로 본다. 한의학적인 관점에서는 12개의 경락(經絡)이 있지만, 수궐음심포경(手厥陰心包經)과 수소양삼초경(手小陽三焦經)은 형체는 없고 기능만 있는 무형의 경락이므로 변증(變蒸)이 없는 것이다.

무릇 열 번 변하고 다섯 번 증(十變五蒸)하는 것은 천지(天地)의 수(數)로서 생성된 연후에 비로소 치아가 나고 말을 하며 희노(喜怒, 즐거움과 화냄)를 느껴서 온전해지는 것이다. 부연 설명하면 아기가 세상에 처음 태어난 것은 말 그대로 나온(生) 것으로 아직은 온전한 사람이 아니며, 이 십변오증(十變五蒸)의 과정을 거쳐서 이루어져야만(成, 長) 비로소 온전한 사람으로 발달하는 것이다. 변(變)과 증(蒸)을 모두 마치면 아기가 비로소 사람 구실을 하기 마련이며, 변(變)은 오장(五臟)을 낳는 것이고 증(蒸)은 육부(六腑)를 기르는 것이다.

또 변(變)은 기(氣)가 위로 오르는 것이고, 증(蒸)은 몸에 열이 생기는 것이니, 매번 한 번 변(變)하면 다음에는 한 번 증(蒸)하게 된다. 변증(變蒸)의 증상은 가벼우면 열이 나고, 약간의 땀이 나서 흡사 무엇엔가 놀란 것 같다. 변증(變蒸)의 증상이 심하면 고열이 나타나고, 맥이 어지럽고 빠르며, 토하거나 땀이 나며, 가슴이 답답하고 번거로워 울고, 갈증이 생긴다. 가벼운 것은 5일이면 저절로 사라지고, 심한 경우에도 7~8일이면 증상이 사라진다. 변증(變蒸)의 증후는 감기와 비슷하지만, 단지 변증(變蒸)은 귀가 차갑고 엉덩이가 차가우며 윗입술의 중심에 흰색의 포진(疱疹)이 생겨 그 모양이 물고기의 눈동자와 같다. 치료는 온화하고 화평한 약재로써 약하게 해표(解表, 약간 땀을 나게 함)하여야 하며, 치료하지 않고 그냥 두어도 저절로 낫는 경우가 많으므로 경솔하게 약이나 침과 뜸을 함부로 사용해서는 안 된다. 즉 약간의 미열에도 해열제나 항생제를 섣불리 사용하는 것을 지양하고, 한동안 기다려 보라는 말이다. 이상은 <동의보감(東醫寶鑑)>에서 발췌하여 설명하고 살을 조금 붙인 내용이다.

결론적으로 아기가 태어나서 32일이 지나고 64일마다 매번 가벼운 감기 증세처럼 미열이 생기는 것이 변(變)이고, 그 사이의 64일마다는 매번 좀 더 고열을 동반한 중증의 감기 증세가 나타나지만(蒸), 이것은 아기가 세상에 태어나서 그때마다 하나의 장부가 온전하게 제구실을 하게 되는 것으로 인류 진화의 산물인 생리적인 변태(變態)의 한 과정이지 질병이 아니라는 것이다. 그리하여 320일이 지나면 뼈가 자라서 걸을 수 있게 되고 치아가 나오며, 기쁨과 성내는 것 같은 감정을 갖게 되며, 마지막으로 위장의 기능이 온전해져서 비로소 밥을 먹을 수 있는 사람이 된다는 것이다. 실제로 아기의 성장 과정을 보면 한 번씩 앓을 때마다 안 하던 행동거지를 하는 것을 보게 되는데, 이것은 장부의 기능이 온전해짐에 따라 그 성능을 발휘하는 것으로 볼 수 있다. 이러한 변증(變蒸)의 증상은 감기와 유사하며, 열이 나더라도 귀와 엉덩이가 차가운 것은 감기가 아니고 변증(變蒸)이므로 굳이 치료를 받지 않아도 된다. 그러나 현실은 전혀 그렇지가 않다. 요즘 대부분의 젊은 엄마들은 아기가 약간의 미열만 생겨도 곧바로 소아과로 직행하여 강력한 해열제와 항생제를 복용시킨다. 감기는 병원에서 약을 먹으면 7일 걸리고, 그냥 두고 치료하지 않으면 1주일이면 낫는다는 말이 있다. 변증(變蒸)이 사라지는 기간과 정확히 맞아떨어지는 데에 놀라움을 금할 수 없다. 저절로 사라질 미열이 해열제와 항생제의 과다 복용으로 인하여 오히려 더욱 오래 지속되는 경우를 종종 보게 된다. 누에는 한 잠, 두 잠, 잠을 잘 때마다 성장하고, 뱀도 어느 정도 성장하면 지금껏 걸치고 다녔던 옷(허물, 껍질)이 적어서 입지 못하고 벗어 버리는데, 누에가 잠을 못 자면 질 좋은 명주실을 만들 수 있는 제대로 된 누에고치를 생산할 수 없고, 뱀도 껍질을 벗지 못하면 더 이상 성장할 수 없을 것이다. 마찬가지로 예쁜 아기들도 각각의 단계마다의 힘든 과정을 이겨내야만 정상적인 면역기능을 획득하여 여러 가지 잡병이 접근할 수 없을 것이다. 약간의 미열에도 벌벌 떨면서 면역기능이 온전하지 못한 아기에게 해열제와 항생제를 과다 복용시키면, 아기의 몸은 그 독성을 이겨 내지 못하고 쭉정이가 된다는 것을 명심하여 예쁜 우리 아기들을 더욱 건강하게 키워야 하겠다.

　끝으로 <동의보감(東醫寶鑑)>에 설명되어 있는 양자십법(養子十法, 아기를 기르는데 주의해야 할 열가지 방법)에 대하여 설명한다. 먼저 등(背)

과 배(腹, 복부), 발과 비위(脾胃)는 항상 따뜻하게 해 주고, 머리와 심흉(心胸, 가슴)은 차갑고 서늘하게 해 주어야 한다. 그리고 눈으로는 이상한 물건이나 물체를 보이지 말 것이며, 여덟 번째는 울음을 그치기 전에는 음식이나 젖을 주지 말아야 한다. 아홉 번째는 경분이나 주사 같은 독한 약(현대의 항생제와 해열제 오남용)을 먹이지 말 것이며, 마지막 열 번째는 목욕을 자주 안 시키는 것이 좋다. 지나치게 잦은 목욕은 피부를 청결하게 하여 전염병 예방에는 도움이 될 수 있겠지만, 피부에 심한 자극으로 피부가 손상되면 피부호흡에 문제가 생길 수 있다.

5) 유아의 생활과 식이관리

유아의 음식과 생활 관리는 기본적으로 성인과 큰 차이는 없지만, 아기라는 특수한 특성에 따른 생활에서의 주의할 사항과 예방접종, 이유식과 음식에 대한 관리가 필요하고, 또한 향후 재발을 방지하기 위하여 아래와 같은 특별한 관리가 필요하다.

아기들은 침을 많이 흘리는 관계로 침의 영향으로 볼 주위에 아토피 증상(침독)이 심한 경우가 많으며, 볼은 손을 대기가 쉬운 부위이므로 잘 낫지 않고 오래간다. 또한 아기들은 가려움증에 대한 참을성이 없이 본능적으로 반응하므로, 임의적인 방법으로 긁지 않도록 관리해 주는 것이 좋기 때문에 치료기간 중에 피부가 왕성하게 재생되는 시기에는 부모님의 각별한 관심과 관리가 중요하다. 예를 들면 손톱을 짧게 깎아 주는 것은 기본이며, 손에 부드러운 천을 감아 주거나 면장갑을 끼워 주고, 엎드려 있을 때는 얼굴을 비벼도 자극되지 않도록 부드러운 천을 얼굴이 닿는 베개의 부위에 깔아 두며, 심할 경우는 두 손을 잠시 묶어 두거나 양손에 부목을 대어서 긁지 못하도록 관리해 주는 것이 좋다.

치료 기간 중이나 평상시에도 감기로 인해 열이 오르게 되면 일시적으로 얼굴과 목 부분의 아토피 증상이 심해지고, 특히 귀밑의 얼굴과 붙어 있는 부위에 상처가 나고 찢어지는 경우가 많으므로, 시원한 물수건을 이용하여 얼굴과 목, 등허리를 닦아 주거나 미지근한 물로 씻어서 열을 빨리 내려 주어야 하며, 그래도 열이 내리지 않으면 아기용 해열제를 사용하여 열이 신속하게 내리도록 하는 것이 좋다. 같은 이유로 치료 기간 중에 예방접종을 하게 되면 일시적(보통3～5일, 길으면 2주 정도)으로 열이 발생하여 얼굴과 목덜미가 심해지는 경우가 있지만, 시간이 지나면서 열이 내리면 다시 호전된다. 그러므로 치료 기간 중에 예방접종을 받아야 한다면 날짜를 조금 늦추어서 피부가 어느 정도의 안정 기간을 가진 후에 예방접종을 하는 것이 유리하다. 치료기간 중에는 저자극성의 천연제품으로 만들어진 세면제와 목욕용품을 사용하여 몸의 각질이 목욕물에 불려서 떨어지지 않도록 가볍게 살짝 씻어 주는 것이 좋으며, 탕목욕과 때를 밀어서 각질을 강제적으로 벗기는 행위는 피부의 재생에 도움이 되지 않고, 지나치게 잦은 세면도 자제해야 한다. 또한 새로 구입한 옷은 세탁한 후에 입히는 것이 좋으며, 옷을 세탁할 때는 석유화학 계통의 계면활성제가 포함되지 않은 천연성분의 세제를 사용하여 여러 번 헹구어서 세제 찌꺼기가 세탁물에 남아 있는 것을 방지해야 한다. 날씨나 계절을 고려하여 실내의 온도와 습도를 적당히 조절하는 것도 중요하고, 치료 중에 아토피가 호전되었다고 해서 장기간 외출이나 여행을 하는 것은 과로 상태가 되어 증상을 다시 악화시킬 수 있다. 특히 새로 구입한 새 차인 경우는 더욱 좋지 않다.

치료 중에는 가려움으로 긁어서 상처가 생기기도 하는데 하루에 2~3회 정도 소독하고 충분히 말린 후에, 후시딘이나 박트로반 등의 상처치료용 연고를 병행하여 발라 주면 빠른 피부재생에 도움이 된다. 단, 복합마데카솔 연고는 약한 스테로이드제제의 성분이 포함되어 있으므로 장기간 사용하는 것은 좋지 않다. 치료기간 중 아기가 새살이 돋아나는 가려움증을 참지 못해서 계속 심하게 긁게 되어 치료가 지연되는 경우도 있다. 그런 경우에는 일시적으로 항히스타민제를 복용시켜도 무방하며, 가장 약한 등급의 스테로이드 성분이 포함된 외용제를 잠시 동안 사용하는 것이 빠른 효과를 나타내는 데에 도움이 되기도 한다. 다만, 스테로이드 성분이 포함된 외용 연고를 사용할 때는 의료진과 충분히 상담한 후에 사용할 기간과 양을 설정하는 것이 대단히 중요하다.

아기의 식이요법 관리는 아기라는 특성상 소아나 성인과는 다른 내용이 있다. 우선 분유를 먹이는 경우에는 분유 회사마다 'HA'라는 알레르기용 분유를 판매하기에 치료받는 아기들에게 먹이면서 관찰한 결과, 10~20% 정도는 반응을 나타냈다. 그리하여 '소이'라는 식물성 분리대두(콩) 단백질로 만든 분유로 바꾸어 먹이고부터는 무난하게 치료됨을 알 수 있었다. 엄마에게 아토피나 알레르기 같은 피부질환이 없는 경우에는 모유로 수유하는 것이 훨씬 유리하며, 이 경우에는 엄마가 화식식이요법을 실행해야 하지만 아토피 환자처럼 강력하게 실행할 필요는 없다. 그러나 엄마에게 아토피나 알레르기 같은 피부질환이 있는 경우에는 모유 수유를 지양하고 상기한 소이 분유로 바꾸어서 먹이는 것이 좋다. 모유를 수유하는 아기에게는 엄마의 건강 상태가 그만큼 중요하며, 분유의 선택은 더욱 신중하게 해서 영양의 균형을 유지하는 것에 주의해야 한다. 아기가 조금 성장하여 이유식을 해야 할 시기가 되어도 아토피 아기는 1, 2개월 정도 늦게 이유식을 시작하는 것이 좋으며, 육류를 배제하고 쌀미음과 익힌 야채 위주의 식단으로 시작해서 점차 한 가지씩 먹는 음식의 종류를 늘려 가야 한다. 아토피가 호전되었다고 해서 갑자기 식이요법을 중단하거나 금지 음식을 먹어 버리면 증상이 다시 악화할 수 있으므로 주의해야 한다. 증상이 호전되어 치료의 마무리 단계에 이르면 소량의 육류를 일정 간격으로 섭취하여 아토피 반응을 관찰하면서 한 가지씩 먹을 수 있는 음식의 종류를 늘려 가야 한다. 이유식에 새로운 음식을 추가할 때는 새로운 음식의 반응을 보기 위하여 3일 정도는 일체 다른 음식은 넣지 말고 반응을 기다려 보아야 한다. 이렇게 음식을 풀어 갈 때는 의료진과 충분히 상담한 후에 서서히 식이요법을 풀어 가면서 면역기능의 안정기를 갖는 것이 중요하다.

아토피가 발병했던 아기들이 완치되었다고 하더라도 몸 안에 잠복되어 있는 아토피 인자까지 제거할 수는 없다. 흔한 감기도 완치되었다고 하더라도 다시 발병할 여건이 조성되면 다시금 감기에 걸리 듯, 아토피도 재발할 수 있는 환경이 조성되면 다시 발병할 수 있다. 따라서 아기가 자라서 성인이 되고 노인이 되어도 재발하지 않기 위해서는 몇 가지 유의사항이 있다. 부모님께서는 아기의 성장 과정 중에 동물성 음식, 화학조미료나 식품첨가물이 포함된 인스턴트류 음식, 사탕이나 초콜릿 같은 지나치게 단 음식, 특히 치킨이나 라면 같은 튀긴 음식 종류를 멀리하고, 채식 위주의 발효음식과 익혀 먹는 식습관을 갖도록 지도해 주어야만 한다. 또한 과일은 깎지 않고 껍질째 먹는 습관을 들이는 것이 면역기능을 강화하고 유지시키는 데에 도움이 된다. 항생제와 해열제 같은 의약품의 남용, 지나치게 깨끗한 실내외 환경, 과잉보호로 인한 자립심 부족, 조기 교육으로 인한 스트레스와 과로를 피하고, 컴퓨터 게임을 멀리하고 운동을 꾸준히 하는 생활습관을 갖도록 유도하는 것이 재발 방지에 도움이 된다. 사회가 혼란스럽고 안정되지 않으면 언제든지 다시 활동을 시작하여 사회를 더욱 혼란스럽게 하는 숨어 지내는 스파이같이, 아토피는 완치된 듯 보이다가도 어느 순간 재발할 수 있는 인자를 갖고 있으므로 항상 꾸준한 생활 관리가 요구된다. 안정기가 오래갈수록 그만큼 재발의 위험에서도 벗어나게 된다.

6) 소아아토피

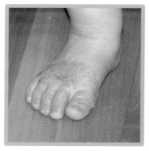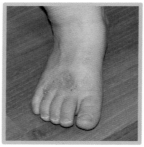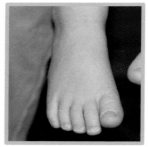

유아기에서 취학 전까지를 흔히 소아기로 본다. 소아형은 소아에게서 나타나는 아토피로 특징은 피부가 태선화로 진행되어 피부 건조증과 가려움증이 심하다는 것이다. 대개 팔꿈치와 무릎이 접히는 오금이 심하며, 얼굴·목·손목·발목 등에도 건조와 구진화(丘疹化), 태선화(苔癬化) 및 눈 주위의 홍반(紅斑)과 부종(浮腫) 등이 생긴다. 유아아토피보다는 진물이 적고 건조하며, 가려움증으로 피부를 계속 긁어 생긴 상처로 흉터가 생기기도 하고, 피부가 마르고 건조해져 두꺼워진 태선화로 진행된다. 대부분은 유아 아토피가 치료되지 못하여 소아형으로 진행하지만, 근래에는 육류의 과다 섭취, 식품 첨가물이 많은 과자류나 패스트푸드, 햄, 소시지 종류 등 깨끗하지 못한 먹을거리 때문에 새로이 발생하는 경우가 증가하는 추세이다.

유아기에서 취학 전까지를 흔히 소아기로 본다. 소아기에는 유아기와 달리 어린이집이나 유치원을 다니면서 주변인(친인척, 친구)과의 관계에서 사회생활에 눈을 뜨기 시작하여 사회적 인격이 형성되는 아주 중요한 시기이다. 따라서 원만한 인격의 형성과 사회성의 발달을 위해서 부모님께서 더욱 세심한 관심과 배려를 해 주어야 하는 시기이다. 집 안에서 엄마가 주는 음식만을 먹을 수 있던 아기와는 달리, 소아기에는 어린이집이나 유치원을 다니면서 점심이나 간식을 친구들과 함께 먹기도 하고, 엄마에게 본인이 먹고 싶은 음식을 사 달라거나 요구하기도 하며, 조금 더 성장하면 돈을 가지고 가까운 마트나 슈퍼에서 먹을거리를 사서 먹을 줄도 알게 된다. 그러나 시중에서 파는 먹을거리의 대부분은 식품첨가물과 화학조미료로 범벅이 되어 맛이 지나치게 달며, 더구나 좋지 않은 기름에 튀기거나 볶아서 만든 식품이 대부분이다. 인생을 살다 보면 어쩌다가 가끔씩은 먹을 수 있지만, 그런 정도로 먹는 것은 아토피 발병과는 무관하다. 그러나 상기한 금지 음식에 입맛이 길들여지면 몸에 좋은 발효음식으로 식습관을 바꾸기가 어렵다는 것이 문제이다. 더구나 부모님 모르게 밖에서 사 먹는 먹을거리들은 대부분이 아토피를 유발하고 악화시키는 것들이다. 아기와는 달리 외부 활동이 많아짐에 따라 목욕에 주의하면서, 아이의 체질에 맞는 적당한 보습제와 천연세제를 사용한다. 몸이 건조해지는 것을 방지하기 위하여 목욕 후에는 타월로 물기를 닦고 나서 물기가 마르기 전에 곧바로 천연보습제를 사용하는 것이 좋다. 보습제의 효능은 포함된 오일의 함량에 따른 유분(油分)에 의하여 좌우되며, 유분이 많으면 보습 효과는 좋은 반면, 오일 성분이 땀구멍을 막아서 땀을 내는 발한작용을 억제하여 좋지 않고, 유분이 너무 적으면 보습 효과가 떨어져 보습을 자주 해야 할 필요성이 생기므로 보습제의 비용이 만만치 않다.

아기 시절부터 아토피로 고생하는 소아의 일부는 어느 정도 스테로이드제제에 중독되어 있는 경우가 많다. 유아아토피에서도 설명했던 것처럼 첫돌 미만의 아기에게 일정 정도의 강도가 있는 스테로이드제제를 사용하면, 그 신속하고 빠른 효과에 매료되어 자주 사용하게 되고 점점 중증의 길로 진행될 수 있다. 스테로이드제제는 사용하지 않는 것이 물론 좋으며, 정말로 힘들고 고통스러울 때는 어쩔 수 없이 사용할 수밖에 없겠지만, 사용하더라도 가장 약한 등급으로 짧은 시간 사용하고는 중지하는 것이 좋다. 호미나 삽으로 땅을 여러 번 파는 것보다는 굴삭기로 한 번 작업한 구덩이가 더욱 깊은 것처럼, 강력한 스테로이드제제의 사용은 그만큼 피부에도 손상이 크기 때문이다. 따라서 스테로이드제제는 불가피할 때 사용해야 하며, 그나마 잠시 동안만 사용하고 곧바로 중지하는 것이 현명하다. 증상이 가벼울 때는 스테로이드제제보다는 적당한 보습제와 목욕 등의 생활 관리만 잘해 주어도 호전되는 경우가 많다.

소아기는 아기와 청소년기의 중간 성장기이므로 치료에 있어서도 아기와 성인의 주의사항이나 금지해야 할 음식에 대하여 유의하면서, 섭취 가능한 먹을거리에 치중하면 충분히 나을 수 있다. 물론 적절한 한약의 복용과 생활관리가 겸해질 때 면역기능이 안정되어 근본적으로 치료될 수 있다.

08

치료후기

82년생 성인 여자(박○○)

저는 2년 전 겨울 입술이 심하게 트기 시작하면서 주위까지 하얗게 각질이 올라오기 시작했습니다. 동네에 있는 피부과를 찾게 되었고 거기서 연고 하나를 처방받게 되었습니다. 피부과 의사는 연고를 가지고 있다가 심할 때 한 번씩 바르라고 했습니다. 신기하게도 그 연고를 바르고 나서부터 바로 입술이 진정되었습니다. 하지만 연고를 바르지 않으면 다시 붓고 진물까지 나게 되면서 더 심하게 진행되는 것이었습니다. 미련하게도 저는 그럴 때마다 계속 연고를 발랐고 연고에 중독된 것은 아닌지 걱정이 되기 시작하면서 다른 피부과를 찾게 되었습니다. 그곳에서 그 연고가 엄청 강한 스테로이드제라는 것을 알았고, 다시 조금 강도가 약한 성분으로 처방을 받아 가며 일 년이 넘게 입술에 연고를 발라 왔습니다.

그러다 작년에 병원에 입사를 하게 되었고, 입사 후 수술방을 만든다고 병원이 인테리어 공사에 들어갔습니다. 공사하는 가운데 계속 일은 했고, 그러고 얼마 있지 않아 눈 주위와 귀 부분으로 가렵고 붉은 기가 올라오면서 심할 땐 진물까지 나기 시작했습니다. 그럴 때마다 피부과에 더욱 의존하며 연고를 처방받았고 서울대병원 피부과까지 찾아다녔습니다. 병명은 성인성 아토피라고 하는 곳도 있었고, 서울대에선 지루성 피부염이라고 또 다른 연고를 처방해 주었고, 가렵고 붉은 부분에는 이곳저곳에서 처방받은 연고들을 발랐습니다. 가을쯤 되어서는 피부가 많이 진정되었었는데, 12월 겨울…… 얼굴이 가렵고 붉고 진물 나는 곳이 점점 번지기 시작했습니다.

너무 괴로워하고 있던 중 신창한의원을 알게 되었고 상담에 들어가게 되었습니다. 한약을 먹기 시작하면, 붉은 기가 더 심하게 되고 각질도 일어난다는 말을 듣고 바르던 연고는 갑자기 끊지 말고 서서히 끊으라는 실장님의 말을 들었지만, 저는 한약을 먹기 시작하면서 바로 연고를 끊었습니다. 한약을 먹기 시작한 바로 다음 날부터 얼굴이 더욱 심하게 붉게 되고 부어오르기 시작했습니다. 형체를 알아볼 수 없을 정도로 얼굴이 너무 심하게 뒤집어져서 직장조차 병가를 내야 했고 많은 두려움과 눈물을 쏟아야 했습니다. 사실 그땐 더 잘못되는 거 아닐까 하는 마음도 가지게 되었고 정말 이제 어떡하나 할 정도로 제 얼굴은 말이 아니었습니다. 한의원을 계속 다니며 상담을 받았고 그럴 때마다 다 과정이니 너무 걱정 말고 식이요법과 꾸준히 한약을 잘 복용하면 된다고 하는 원장님과 실장님의 말씀을 듣고 집으로 돌아왔지만, 사실 그 과정들에 대해 믿음도 가지 않았고 너무나 두려웠습니다. 치료 전보다 더 심하게 되어 버린 제 얼굴을 보면서, 그 치료 과정이 귀에 들어오지도 않았으며 거울을 볼 때마다 계속 울 수밖에 없었습니다. 저는 피부가 워낙 얇아서 각질이 벗겨지고 새살이 돋는 과정에서 계속 진물이 나고 각질이 올라오고를 한 달이 넘게 반복을 했습니다. 결국 직장을 그만두게 되었고 1월은 우울증까지 생기며 밖을 전혀 나가지 않았습니다. 2월이 되면서 점차 치료 과정의 단계에 접어들었고 우울증이 심하게 있던 저는 마음을 다스리는 일이 중요하다고 여겨 한동안 나가지 않았던 교회에 용기를 내어 나갔습니다. 정말 눈물을 쏟으며 기도를 했고, 3월이 되면서부터 급격히 상태가 좋아지기 시작했습니다. 정말 진물은 더 이상 나지 않았고 새살이 올라온다는 것을 눈으로 확인할 수 있게 되었습니다. 3월 중순부터는 더 이상 모자를 쓰지 않고 마스크를 하지 않아도 사람들과 자연스레 만남도 가지며 안정을 찾아갔습니다. 무엇보다도 상태가 좋아지고 있다고 해서 음식에 절대 소홀하지 않았습니다. 정말 저는 치료를 시작할 때부터 철저히 한의원에서 알려 준 먹을 수 있는 음식만 골라서 먹었고, 먹으면 안 되는 음식들은 절대 입에 대지도 않았습니다.

4월이 되면서 얼굴은 정상적으로 뽀얀 피부로 돌아왔고 그때부턴 직장도 알아볼 만큼 완전히 회복이 되었습니다. 5월이 되어서 저는 새로운 병원에 취직을 하게 되었고 지금까지 아무런 이상 없이 잘 지내고 있습니다.

솔직히 직장에 취직하게 되면서 너무 몸이 피곤해져서 3번 정도 다시 붉은 기가 올라오긴 했지만, 그럴 때마다 한약을 더 먹고 몸 관리에 신경을 쓰면 며칠 안에 다시 가라앉게 되었습니다. 사실 지금도 완전히 회복된 건 아니고 일 년 정도는 더 조심해야 된다는 한의원의 원장님 말씀대로, 얼굴엔 보습 로션과 베이비선크림 정도만 바르고 음식은 아직까지 먹을 수 있는 음식에서 조금씩 늘려 가고 있습니다. 저의 이번 한 해의 상반기는 정말 힘들었습니다. 하지만 믿음을 가지고 한의원의 치료방법에 철저히 따르니 지금은 이런 일상을 갖게 된 것이 얼마나 감사하고 행복한지 모릅니다. 평범하다는 것이 얼마나 큰 축복인지를 절실히 깨닫고 작은 행복도 아주 크게 느껴지는 요즘입니다. …… 아토피로 인해 고생하고 계시는 여러분들도 정말 신창한의원에 믿음을 가지고 치료 방법에 잘 따르신다면 꼭 완쾌가 되실 것입니다. 무엇보다 가장 중요한 건 마음을 정말 편히 가지는 것이라는 것도 잊지 마세요. ^^

모두 힘내시고 완쾌되는 그날까지 아자아자!!

82년생 성인 남자(강○○)

제목: 바뀐 내 인생

나이는 27살이고 남자 대학생입니다.

어릴 때 태열이라고 하나? 암튼 그런 것이 있었다고 어머님께서 들었습니다. 그러다가 아토피라는 것을 잘 모르고 지내다가 23살 군대 제대 후 갑자기 고기가 먹고 싶더니 거짓말 하나 안 보태고 아침, 점심, 저녁 하루 세끼를 고기를 입에 달고 살았습니다. 그러니 살이 한 달 만에 10kg이 불어났습니다. 그러더니 5개월째 되는 날부터 눈 주위가 빨갛게 되었습니다. 그래서 대수롭지 않게 병원에 가 보니 아토피라고 하더군요. 그때까지 아토피라는 게 뭔지도 모르고 살아서 그냥 아무 느낌이 없었습니다. 하지만 점점 심해져서 연고를 자주 발랐습니다. 그러나 어느 날 순대를 먹고 난 후 딱 3일째 되는 밤에 정말 진물이 얼굴에서 줄줄줄 흘렀습니다. 너무 놀라서 병원으로 바로 가서 주사를 맞았습니다. 진짜 이틀 만에 정상으로 오더군요. 그 후로 정말 전쟁 시작이었습니다. 여기 심하신 분들 못지않게 괴로운 나날이었습니다.

특히, 밤에…… 휴~ 사기도 당하고…… 돈은 돈대로 부담되고…… 부모님께 너무 죄송하고…… 암튼 너무나 너무나 힘든 나날이었습니다. 지금 생각해도 아찔하네요. 어떻게 조금 좋아져서 학교를 복학하게 되었습니다. 하지만 다시 심해지는 아토피…… 중간에 학교를 휴학하러 가기까지 했습니다. 하지만 학기가 1/3 남았다고 안 된다더군요. 하지만 제가 스테로이드에 대한 무조건 안 된다는 잘못된 생각 때문에 정말 상태가 말이 아니었습니다. 항상 고개 숙이고 다니고…….

그 후 강남에 유명한 한의원이 있다고 해서 거기서도 돈만 날리고……. 그러다가 모 업체의 아토피 약이 개발됐다고 3개월이면 완치된다는 개소리를…… 그 얘기를 듣고 있는 돈, 없는 돈 다 써서 6개월을 썼습니다. 결과는 더 심해지고 약을 팔았던 회사는 문 닫고…….

그러다가 정말 정신적으로 미칠 지경까지 갔다가 성당 다니시는 분의 권유로 신창한의원에 가게 되었습니다. 처음엔 한의원의 '한' 자만 들어도 지긋지긋했습니다. …… 한약을 하도 먹어서 한약 자체만 생각해도 헛구역질이 나올 정도로, 하지만 정말 나을 수 있다는 말에 속을 수도 있다는 생각을 하면서도 갔습니다. 전 그때 선택의 여지…… 그딴 생각의 사치를 할 정신이 없었습니다. 그곳을 가서 많이 놀랐습니다. 그동안 제가 인터넷에서 보아 온 상식들이 잘못된 게 너무 많다는 것을……. 정말 죽을 각오로 주의사항을 지켰습니다. 정말 신기했습니다. 거기서 말한 대로 순서대로 몸이 변화하고 있는 것입니다. 얼굴에서 각질이 엄청나게 일어났습니다. 그러면서 부은 얼굴이 예전의 모습으로 돌아오는 게 보였습니다. 전 얼굴이 제일 심해서 다른 부위는 말 안 하겠습니다. 음식 주의하셔야 합니다. 한의원 가면 잘 설명해 드리겠지만 음식조절이 최선입니다. 전 학교를 다닐 때도 음식조절 때문에 기숙사를 포기하고 자취를 하면서 밥을 해 먹었습니다. 남자 된 입장에서 진짜 귀찮았지만 예전 생각하면…… 학교를 다니는 것만 해도…… 얼굴을 들고 다니는 것만 해도 행복했습니다. 아토피 치료 후 한 학기를 정말 무사히 마쳤습니다. 아토피가 좋아지니 다른 거 신경 안 쓰고 공부만 했습니다. 그리고 유학을 가서 무사히 마치고 돌아올 수 있었습니다. 유학 갔다 와서 저를 처음 보시더니 다들 얼굴 더 많이 좋아졌다고 좋아하셨습니다. 신창을 만나서 인생이 바뀌었다고 말하는 게 가장 좋을 듯 싶습니다. 물론 지금은 음식 안 가리고 다 먹습니다. 하지만 앞으로는 식이요법을 다시 할 생각입니다. 너무 먹어 대다가 다시 심해질까 봐 겁이 나네요. 아토피는 평생관리인 거 같습니다. 지금 치료 중이시거나 망설이는 분들은 저를 믿고 치료하세요. 분명 저처럼 웃을 날이 있을 겁니다.^^

04년생 남자아이(김OO)

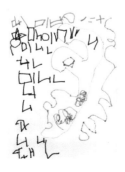

　　왼편의 그림편지(?)는 캐나다 토론토에 살고 있는 김OO이라는 아이가 귀국하여 아토피를 치료하고 토론토로 돌아가면서 서투른 글씨로 보내 준 편지이고, 그다음은 어머님의 편지이다. OO 어머님은 한국에 귀국하여 아드님의 아토피를 치료하던 중에 예쁜 딸

을 출산하였다. 그러나 출생 후에 작은 아이까지 아토피가 발병하여 생후 6주부터 1달가량 치료하고 캐나다로 귀국을 했다. 공기 좋은 캐나다라고 아토피의 안전지대는 아닌가 보다. 일본은 물론이고, 미국, 캐나다, 호주, 뉴질랜드, 싱가포르, 홍콩 등에 거주하는 아토피 환자를 치료한 적이 있을 정도로 아토피 환자는 이제 전 세계에 산재해 있다. 그만큼 오염되고 변화하는 환경과 첨가물이 혼합된 음식에 적응해서 살아가기가 어려움을 말해 주는 직접적인 예가 아닌가 한다.

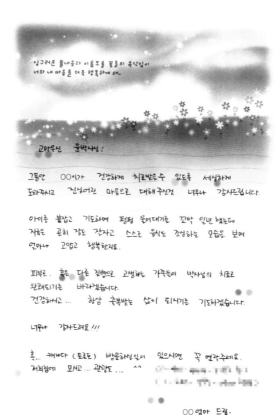

81년생 성인 여자(조OO)

　저는 올해 28세가 되었고 아토피를 치료받고 있는 여성입니다.

　어릴 때부터 태열이 있었고 알레르기 증상 같은 게 지속적으로 있었습니다. 음식을 잘못 먹으면 가렵고 두드러기 같은 게 올라와서 병원에 지속적으로 다니며 스테로이드를 발랐습니다. 그러다 중학교 2학년 때 나을 수 있다는 말에 어떤 약을 먹고 피부가 진물이 나고 완전히 뒤집어졌습니다. 거기서는 심해졌다 낫는다고 했지만 점점 심해져서 도저히 감당할 수 없는 상태가 되어서 그 약을 끊게 되었습니다. 그 이후 병원도 다니고 철저하게 채식 위주로 식사를 하면서 피부는 점점 나아졌습니다. 그러다 대학교에 입학하면서 서울에서 혼자 자취를 하게 되었습니다. 처음에 1~2년 정도는 괜찮았습니다. 아토피 증상이 없었던 것은 아니지만 병원에 다니면서 연고를 바르고 약을 먹었습니다. 그래도 이 정도면 괜찮다고 생각했습니다. 그러면서 3~4년 정도 지나니까 아토피가 점점 심해졌습니다. 열이 너무 많이 나서 찬물을 먹지 않고는 견딜 수가 없었습니다. 하루 종일 시도 때도 없이 찬물을 먹었습니다. 열이 나서 얼굴은 붓고 늘 벌겋게 달아올라 있었습니다. 가려움도 심했고 잠을 자도 깊이 자지 못하고 피가 나고 상처가 나도 계속 긁었습니다.

　그러다가 부모님께서 TV에서 아토피를 전문으로 치료한다는 OO한의원에 대해 보게 되셨고 그 한의원을 다니게 되었습니다. 매주 가서 침을 맞고 한약을 먹었습니다. 6개월 정도 다녔는데 한의사가 저의 증상에 대해 어떻게 치료해야 할지 자기도 잘 모르겠다고 하였습니다. 너무 황당했습니다. 돈만 많이 쓰고 나아진 것이 별로 없었습니다. 그리고 정확히는 기억이 안 나지만 OO한의원을 다니면서부터 스테로이드를 끊었던 것 같습니다.

그 후로 지푸라기라도 잡는 심정으로 다시 한약을 먹게 되었습니다. 어머니가 아시는 약사를 통해 알게 된 사람이었는데 정식 한의사는 아니었습니다. 병원에서 수술을 잘못 받아 다리가 마비되었는데, 자기가 공부해서 침과 약으로 자기 다리를 고친 사람이었습니다. 아토피의 원인이 열 때문에 그렇다면서 열을 풀어 줘야 한다고 했습니다. 몇 개월 먹었지만 별로 소용이 없었습니다. 약값도 만만치 않았습니다.

그런 중에 백내장 수술도 받게 되었습니다. 병원에서는 스테로이드의 부작용이라고 했습니다. 스테로이드를 처방해 준 것도 병원 의사들이었는데……. 너무 끔찍했습니다. 어쨌든 수술은 잘되었지만 인공수정체를 통해 사물을 봐야 해서 눈이 스스로 초점을 조절하지 못하기에 책을 읽거나 작은 글씨를 볼 때 힘듦이 있습니다.

그 후로 한약을 끊고 양평 쪽에 있는 기도원에 2달 정도 있게 되었습니다. 공기도 좋고 지하수를 그냥 마실 수 있는 곳이었습니다. 채식으로만 식사를 했는데 거기 있는 동안은 피부가 점점 좋아졌습니다. 그렇지만 학교를 다니기 위해 다시 서울로 돌아오고 나서는 피부가 점점 안 좋아졌습니다. 백내장 수술도 받았던 경험이 있는지라 스테로이드를 쓰는 것은 생각할 수 없었습니다. 피부상태는 점점 심각해져 갔습니다. 색소침착도 많이 되고 태선화도 많이 진행되었습니다. 계속 열이 났고 한 번씩 확확 올라올 때면 너무 가렵고 힘들었습니다. 밤에도 잠을 잘 수가 없었습니다. 잠들기도 힘들었고 잠을 자면 계속 깼습니다. 한 번 깨면 30분~1시간은 잠들지 못했습니다. 2시간 이상 잠들지 못한 적도 많았습니다. 계속 열이 나고 가려워서 굵고 찬물을 먹곤 했습니다. 그러다 새벽 5시쯤 되면 지쳐서 잠들곤 했습니다. 항상 피곤하고 집중을 한다는 것이 너무 힘들었습니다. 그리고 제 손은 항상 피부를 긁고 있었습니다. 사람들을 대하는 것이 힘들었고 마음이 위축되었습니다. 그리고 전철만 타면 아토피 관련된 제품을 파시는 분들이 명함을 건네주고 써 보라고 권했습니다. 그렇다고 무턱대고 그 말을 믿고 따를 수도 없었습니다. 그러면서 겨우 대학을 졸업하게 되었습니다. 그러고 나서 집에 들어왔습니다. 운동도 하고 음식 관리도 한다고 했지만 어떻게 해야 할지 막막했습니다. 일상생활 자체가 힘들었고 취직을 할 수 있는 상태도 아니었습니다. 뭘 할 수가 없으니 치료를 해야겠는데 길이 없었습니다. 많이 답답했습니다.

그러다 아는 분의 소개로 강남에 있는 모 한의원에 다니게 되었습니다. 여기는 많은 사람들이 관심을 갖고 있고 아토피 치료로 유명한 한의원이었습니다. 인터넷에 아토피에 대해 검색하면 바로 나오는 곳이었고 이 한의원에서 진료하는 방법에 대한 책을 읽은 적도 있어서 다녀 보기로 했습니다. 6개월 정도 다녔는데 열이 덜 나서 밤에 좀 더 잘 수 있게 되고 두꺼웠던 피부가 좀 얇아지는 것 같았습니다. 그렇지만 6개월이면 낫는다고 했지만 크게 나아지지는 않았습니다. 그리고 치료에 대한 확신이 없었습니다. 증상을 낮게 하고 진정시키지만 아토피를 근본적으로 치료하는 것 같다는 생각은 안 들었습니다. 저에게 맞는 약을 찾으면 빨리 갈 수 있다고 하지만, 그 약을 찾는 것이 쉽지 않았고, 의사가 저를 보고 제 증상을 진단하면 좋은데 저의 주관적인 진술을 중시하는 것이 힘들었습니다. 치료를 계속 받다 보니 그 전 주에 비해 증상의 변화가 많은 것이 아닌데 객관적으로 제 증상을 진술한다는 것이 쉽지 않았습니다. 그리고 그것에 따라 의사가 약을 지으려고 하니 저에게 맞는 약을 찾는 것도 쉽지 않았고 부담스러웠습니다. 그리고 지난주에 이미 이야기한 증상을 기록해 놓고도 잘 기억하지 못하는 것도 이해가 되지 않았습니다. 한의원에 가면 부드러운 말투로 친절하게 대해 주셨지만, 정말 저를 치료하고자 하는지 저에 대한 관심이 별로 느껴지지 않았습니다. 더구나 나중에 좀 더 알아보니 스테로이드를 사용하고 있는 한의원이었습니다. 스테로이드를 끊으려고 그토록 힘들게 참아 왔는데, 지금까지 조금 좋아졌던 것이 스테로이드 효과라고 생각하니 한의원에 대한 배신감에 너무나 무서웠습니다. 돈도 많이 들었습니다. 한 달에 60~70만 원 정도는 들었습니다.

그러다가 교회에서 알게 된 분의 소개로 신창한의원에 오게 되었습니다. 원장님이 나을 수 있다고 자신 있게 말씀해 주셨다는 말에 혹시나 하고 처음 한의원을 방문하게 되었습니다. 그런데 상담을 받으면서 여기서 치료받으면 정상적인 피부로 나을 수 있겠다는 생각이 들었습니다. 각질이 수도 없이 벗겨지면서 새살이 돋고 점점 정상적인 피부로 돌아오게 된다고 했습니다. 치료하는 과정을 단계별로 정확하게 설명해 주시고, 그에 따른 많은 치료 사례들도 보여 주셨습니다. 저는 중증이라 1년 정도는 걸린다고 했습니다. 음식을 제한하는 것이 많아서 마음이 좀 괴로웠지만 그래도 나을 수 있다는 생각이 드니 인도해 주신 하나님께 참 감사했습니다. 약을 먹고 치료를 받기 시작했습니다. 처음에는 각질이 계속 벗겨졌지만 변화가 빠르지는 않았습니다. 그러다 얼굴과 팔에 독소가 전체적으로 올라오면서 굉장히 두껍게 각질이 한 번 벗겨졌습니다. 그다음부터는 피부도 훨씬 더 부드러워지고 변화의 속도도 빨라졌습니다. 잠도 점점 더 편하게 자게 되었습니다. 예전에 비하면 가려움증도 훨씬 덜하고 훨씬 편안합니다. 주위에서도 피부가 많이 좋아졌다고 예뻐졌다고 어떻게 했냐고 물어보시곤 합니다. 저는 지금 치료받은 지 6개월 정도 되었습니다. 계속 각질이 벗겨지고 새살이 차오르고 있습니다. 태선화된 피부가 조금씩 풀리고 있고 피부가 얇아지고 부드러워지고 있습니다. 음식을 철저히 지킨다는 것이 쉽지는 않지만 무엇보다 중요한 것 같습니다. 각질이 계속 벗겨지면서 피부가 얇아지고 새살이 돋는 중이라 많이 예민해서 조금만 잘못 먹어도 가려움증이 올라옵니다. 나아야 한다는 마음으로 열심히 지키려고 합니다.

아토피가 단번에 나을 수는 없겠지만 점점 낫고 있고 나을 수 있다는 희망에 행복합니다. 예전에는 태선화가 많이 진행되어 너무 쭈글쭈글해져 할머니 같은 제 피부를 보면서 피부가 나을 수 있다는, 변화될 수 있다는 생각이 별로 들지 않았습니다. 요즘은 훨씬 부드러워진 피부를 만져 보면서 신기하고 감사합니다. 그리고 늘 관심 가져 주시고 위로해 주시고 나을 수 있다는 소망을 놓치지 않게 도와주신 원장님, 실장님께 감사드립니다.

아토피로 고생하시는 분들에게 신창한의원을 추천해 드리고 싶습니다. 음식관리 잘하시면서 치료받으시면 반드시 나을 것입니다. 한 번 방문하셔서 상담이라도 받아 보라고 말씀드리고 싶어요. 저도 열심히 치료받을게요. 모두 파이팅입니다~!!^^

87년생 성인 남자(김○○)

제목: 이제 마음 놓고 입대합니다. ~ㅎㅎ

안녕하세요.

전 21세 건장한 남자입니다. 아토피를 앓은 지는 7년 됐고 신창에서 치료받은 지는 8개월 정도 받았습니다. 처음에 아토피를 발견하고 피부과 치료를 3년 받았습니다. 근데 시간이 지나자 이건 아니다 싶어서 한방 쪽으로 눈을 돌렸습니다. 증상은 갈수록 심해지고 스트레스는 쌓이고 유명하다는 한의원은 정말 다 찾아다닌 것 같습니다. 근데 돈을 쏟은 만큼 효과를 본 곳은 한 곳도 없었습니다.

그러다가 우리 옆집 사는 꼬맹이들이 신창에서 치료받고 좋아졌단 얘기를 들었습니다. 전 '아이들이니까 쉽게 좋아지는구나.' 하고 생각했죠. 성인 아토피는 아예 별개라고 생각했습니다. 그렇게 체념하고 있는데 어머니가 어디라도 한 번 가 보자고 해서 한방치료에 믿음이 떨어진 저로선 억지로 끌려갔었습니다.

첫 상담을 하는데 다른 곳하고 다르게 피부 진행 과정을 꿰뚫어 보듯이 예견(?)을 하는 것이었습니다. 그땐 듣기만 하고 속으론 믿지 않았습니다. 근데 3일째 되는 날 각질이 확 일어나면서 거기서 말한 대로 변하는 겁니다. 무섭기도 하고 이게 제대로 돌아가는가 싶기도 하고 생각이 엄청 복잡했습니다. 그럴 때마다 문의를 하면 원장님이나 실장님이 안심을 시켜 주셨습니다. 지금은 웃으면서 이 글을 쓰지만 그간 8개월은 정말 전쟁이었습니다. 주의사항을 지키기 위해 정말 피나는 노력을 했죠. 음식의 유혹도 뿌리치고 운동하기 귀찮아도 나가서 운동하고, 컴퓨터 더 하고 싶은데 일부러 *끄고*…… 정말 노력 많이 했습니다.

그리고 제일 힘들었던 것이 가려움 참기…… 각질이 생길 때랑 새살이 돋을 때 가려움이 동반되는데 그것을 손대면 치료가 그만큼 느려집니다. 근데 알면서도 긁게 되죠. 너무 가려우니까. 긁게 되면 치료 속도가 확실히 더디다는 것을 느꼈습니다. 그래서 잠잘 때 손에 장갑 끼고 자고, 동생한테 긁으면 당장 깨우라고 시키기도 했습니다. 이것도 엄청 노력했죠. 그 결과 지금은 피부도 예전의 모양으로 돌아오고 너무 행복하게 잘 삽니다.

그리고 아직 치료를 시작하시기 전인 분들은 치료 전후 사진만 보고 '아~ 저렇게 쉽게 좋아지는구나.'라고 생각하시지 말길 바랍니다. 제가 겪어 본 바로는 정말 인내와 끈기, 자기와의 싸움에서 이긴 사람만이 치료가 되는 것 같습니다. 물론 경증의 경우는 너무 쉽게 좋아지더라고요. 암튼 저는 저와의 싸움에서 승리했고 지금은 정상인으로 생활하고 있습니다. 물론 철저하게는 아니지만, 아직은 식이요법을 하고 있습니다. 제가 음식에 예민하거든요.

저의 치료 후기는 여기까지고요. 저 다음 달에 입대하는데, 기분이 안 좋을 줄 알았는데 아토피 다 낫고 가니까 기분 좋네요. 사실 이게 제일 걱정이었거든요. 암튼 지금 치료하시는 분들 힘내시고, 치료 망설이시는 분들 하루라도 일찍 치료하시는 게 좋을 거 같네요.

암튼 다들 힘내세요.

09

아토피와 관련된 민간요법들

　민간요법을 사용할 때는 그 방법이 환자의 체질과 증상에 맞는지를 반드시 의료인과 상담한 후에 사용해야 한다. 주로 사용되는 민간요법인 녹차, 알로에, 죽염, 녹두 등은 성질이 차서[寒] 몸 안의 열을 내리는 작용이 있으므로 열이 많은 양성체질에 적합하며, 몸이 찬 음성체질에는 신중하게 사용해야 한다. 또한 증상의 양상과 계절적 차이에 따라 다르므로 반드시 의료인과 상담을 한 후에 사용해야 하며, 특히 3∼4세 이전의 소아들은 피부와 소화기관이 민감하기 때문에 함부로 민간요법을 사용하는 것은 치명적인 위험을 가져올 수도 있다. 일반적으로 사용하는 민간요법들에 대하여 설명과 주의할 점을 알아본다.

어성초(魚腥草)

　어성초는 삼백초과에 속하는 약모밀의 지상부(地上部)를 채취한 것으로,

특이하게 물고기 비린내가 심하여 어성초라 부른다. 어성초는 약성(藥性)이 한(寒)하고 청열해독(淸熱解毒) 작용이 있어 피를 맑게 하고 염증을 없애며, 소변을 잘 나오게 한다. 또한 염증이나 종기 등의 열독이 쌓여서 발병하는 피부질환에 사용하며, 특히 폐경(肺經)으로 돌아가므로 폐렴이나 폐암 등에도 효능이 있다. 피부질환에는 어성초를 야국화(野菊花), 포공영(蒲公英), 금은화(金銀花) 등과 함께 사용하면 더욱 좋다. 또한 건조한 어성초를 달여서 복용하는 것보다는 생즙의 효능이 탁월하다. 하지만 약성이 차서 허한(虛寒)한 사람이나, 음성(陰性) 피부질환에는 사용하지 않는 것이 좋다. 일본 히로시마에 원자폭탄이 투하된 이후에, 가장 먼저 생겨서 자란 식물이 어성초로 그만큼 해독작용과 생명력이 강력한 약초라고 볼 수 있다.

금은화

금은화(金銀花)는 인동과에 속하는 인동의 미개화(未開花)한 꽃봉오리로 청열해독(淸熱解毒) 작용과 풍열(風熱)을 산개(散開)하는 작용이 있어서 종기, 열독, 부스럼 등 피부질환에 사용한다. 약성(藥性)이 차서[寒] 열을 내려 주는 작용을 하지만, 기(氣)가 허(虛)해서 맑은 진물이 나는 피부질환이나 몸이 허한(虛寒)해서 설사를 하는 사람은 복용을 금지해야 한다. 피부질환에는 야국화(野菊花)나 포공영(蒲公英) 등의 약재를 함께 사용하는 것이 좋다.

지실(탱자)

지실(枳實)은 운향과(芸香科)에 속하는 탱자의 미성숙한 과실로 비위경 (脾胃經)에 돌아가는 약성이 차가운[微寒] 한약재이다. 한의학적으로는 위하수, 자궁하수, 변비, 흉비증(胸痞症) 등 위장질환에 주로 사용하지만, 파기(破氣)작용이 강하므로 정기(正氣)를 손상할 수 있다. 탱자 삶은 물로 환부를 씻어 주면 가려움증을 없애는 데 도움이 된다고 하여 입욕제로 사용하거나 간혹 차로 마시기도 한다. 다만 비위(脾胃)가 허약한 사람과 임산부는 신중하게 사용해야 한다.

녹두

녹두는 콩과에 속하는 녹두의 종자로 성미(性味)가 감한(甘寒)하여 청열해독 작용이 있으며, 더위로 인한 갈증과 부종을 없애 주고, 피부질환에 염증을 제거하고 해독작용을 한다. 녹두를 삶아 미지근하게 식힌 물에 목욕을 하거나 녹두죽을 끓여서 먹는다. 또한 외용으로는 대황(大黃)과 녹두를 분말하여 박하즙으로 개서 환부(患部)에 붙인다.

녹두는 성질이 차고 위장에 찬 기운을 더해 주므로 비위가 냉한 사람이나 허한성(虛寒性) 설사에는 복용을 금지해야 한다.

알로에

한의학에서는 알로에를 노회(蘆薈)라고 하여 성미(性味)가 고한(苦寒, 맛이 쓰고 약성이 차가움)하여 열을 내려 주고 대변을 통하게 하며, 살충작용과 간열(肝熱)을 치료한다고 했다. 그러나 성미(性味)가 고한(苦寒)하여 비위(脾胃)가 허약한 사람이나 임산부는 사용해서는 안 된다. 약리적으로는 담즙분비촉진작용과 건위(健胃)작용, 장관(腸管)연동(蠕動)운동촉진작용, 항진균작용과 사하(瀉下)작용이 있다. 내복도 가능하며, 외용으로는 알로에 잎의 가지를 떼어 내서 깨끗하게 씻고 껍질을 벗긴 다음, 즙이 나오는 곳을 아토피 환부에 붙이고 붕대로 감아 2, 3시간이 지나면 떼어 내면 된다.

루이보스티(Rooibos茶)

루이보스티는 '붉은 덤불의 차'라는 뜻으로 남아프리카 원주민이 사용하던 차(茶)로 유해산소를 제거하는 SOD(super oxide dismutase: 항산화효소) 성분을 다량 함유하고 있으며, 항산화작용과 활성산소를 제거하는 효과가 있다. 한방에서는 아직까지 사용하지 않는 약재이며, 따라서 아토피에 효과가 있는지의 여부는 아직 검증되지 않았다. 하지만 일부 한방 의료기관에서 사용하기도 한다.

달맞이꽃 종자유

달맞이꽃 종자에서 추출한 기름을 말하는데, 성분 중에 감마리놀렌산이 면역력을 높여 주고 피부에 윤활유 역할을 하며 보습효과가 있으므로, 영양이 부족하고 피부가 건조한 경우에 사용할 수 있다. 하지만 달맞이꽃 종자유가 실제로 아토피에 효과가 있는지는 아직 검증되지 않았다. 일반적으로 대부분의 오일 성분은 피부에 보습효과는 있지만, 오일 성분이 모공이나 땀구멍을 막아서 피부호흡에 장애를 줄 수 있으므로 장기간 사용하는 것은 좋지 않다.

녹차

녹차 잎은 성질이 차서 열을 내려 주고 두드러기와 가려움증을 진정시키는 작용이 있으며, 녹차의 카테킨 성분은 항균·항산화작용이 있어 세균감염을 예방하는 효과가 있다. 녹차 잎을 우려낸 물을 거즈수건에 묻혀 피부를 닦아 주거나, 녹차티백 여러 개를 따뜻한 물에 타서 목욕한다. 녹차목욕은 어린 유아에게도 좋다.

감잎차

감잎은 비타민C가 풍부하여 비타민 섭취에 좋고, 소변을 잘 나오게 하는 이뇨작용이 있어서 고혈압과 동맥경화에 좋으며, 면역력을 길러 주는 효능이 있다. 또한 감잎차는 비타민C의 함량이 높고 일반 차 종류와는 달리 카페인 성분도 들어 있지 않으며, 콜레스테롤을 낮추는 효과도 좋다.

참숯

나무를 800~1,000℃ 정도의 고온에서 구운 백탄(白炭)을 사용하고, 유해 물질을 흡수하는 숯의 특성은 수돗물 속에 들어 있는 염소 같은 유해물질을 흡수하는 대신 미네랄 성분을 방출하며, 피부의 노폐물을 흡수하고 혈액순환을 도와준다. 일반적으로 목욕물에 숯 1~2kg을 부직포로 싸서 넣어 둔 후 입욕하면 된다.

목초액

목초액은 숯을 구울 때 나오는 연기를 식혀 만든 액체로 맛과 색깔이 식초와 비슷하지만, 식초는 식초냄새가 나고 목초액은 불에 탄 냄새가 난다. 목초액은 나무가 강한 열기 속에서 뿜어내는 열기(熱氣)를 받아 생산된 것으로 열성(熱性)을 갖고 있으며, 갈색을 띠면서 초산 성분이 피부를 살균·소독하는 효과가 있으나, 성질이 강하므로 희석해서 사용해야 한다. 따라서 목초액은 몸이 찬 사람에게 적합하며, 몸에 열이 많거나 피부가 건조하며 염증상태인 경우에는 피하는 것이 좋다. 목초액은 자극적인 성질이 있어서 짓무름과 피부손상을 일으킬 수 있으므로 주의해야 한다.

식초

백반과 식초를 섞어서 가려운 환부에 바르면 가려움증은 잠시 소실될 수 있지만, 식초는 강한 산성으로 인하여 피부의 각질층을 벗겨 내고 염증을 생기게 하여 증상을 악화시킨다. 식초를 피부에 바르면 일시적으로는 살균과 소독작용도 하지만, 장기간 사용하면 피부에 심한 자극과 통증을 일으켜 피부가 짓물러서 상처가 생기고 세균감염을 일으킬 수 있다.

소금(죽염)

소금은 소염작용이 있어서 소금물이나 소금 자체를 아토피의 환부에 바르면 효과가 있다고 알려져 있지만, 아토피가 있는 부위에 소금물을 바르면 피부 상처로 인하여 피부에 더 자극을 주고 쓰라린 통증을 유발한다.

또한 소금은 피부의 수분을 빼앗아 피부를 건조하게 만들고, 피부각질층을 제거하여 세균감염을 유발할 수 있으므로 해수 온천욕도 추천하기가 어렵다. 한편, 죽염은 대나무의 차가운 성질이 피부의 땀을 수렴시키고 소독 효과가 있지만, 피부를 건조하게 만들므로 각질이 벗겨지는 건조한 피부에는 사용을 자제해야 한다.

10

아토피 임상 예

1) 얼굴, 머리, 목

치료 전   치료 중   치료 후

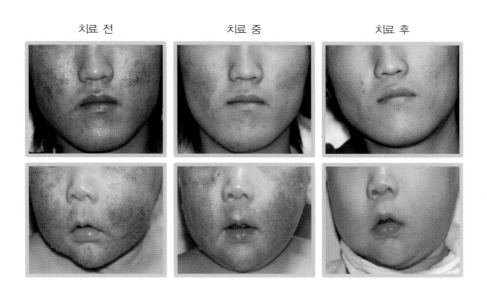

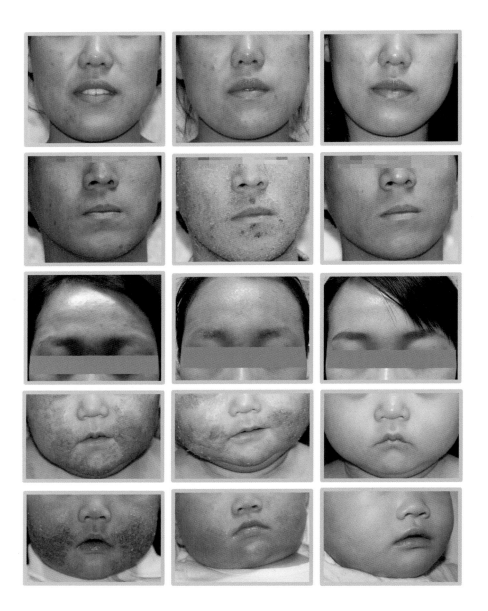

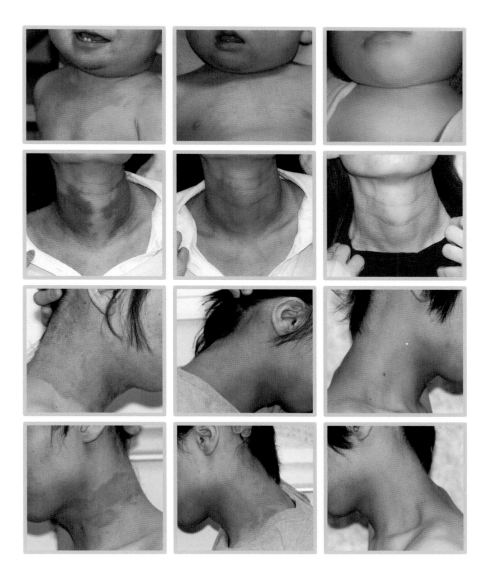

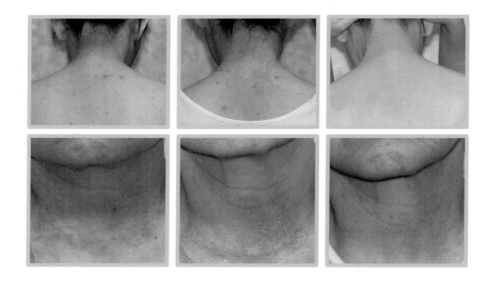

2) 몸통

치료 전   치료 중   치료 후

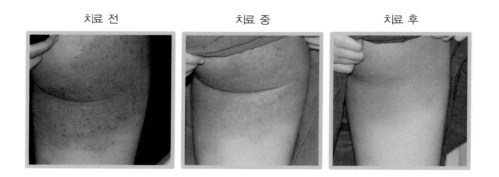

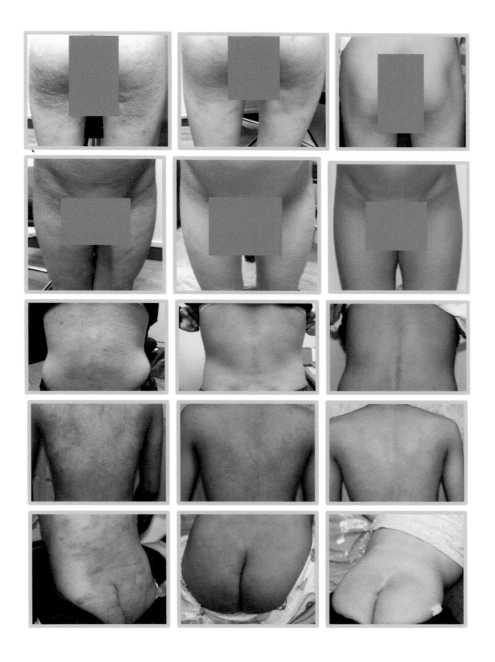

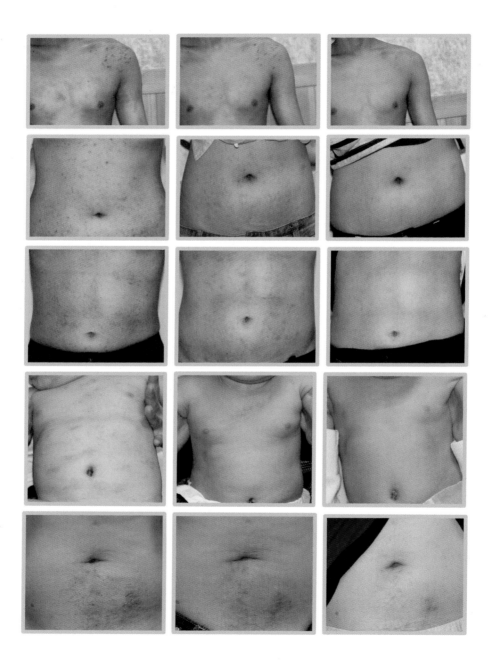

3) 팔, 다리

치료 전	치료 중	치료 후

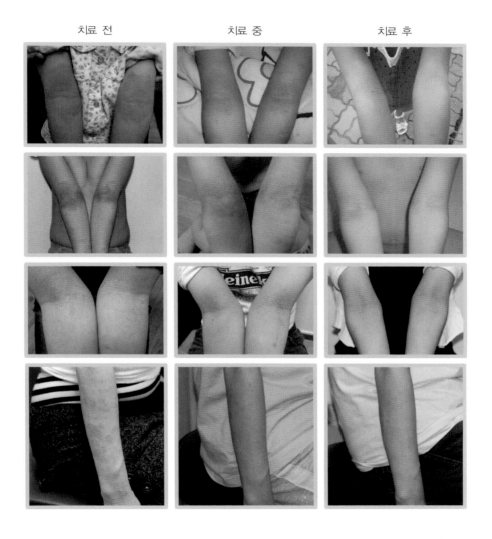

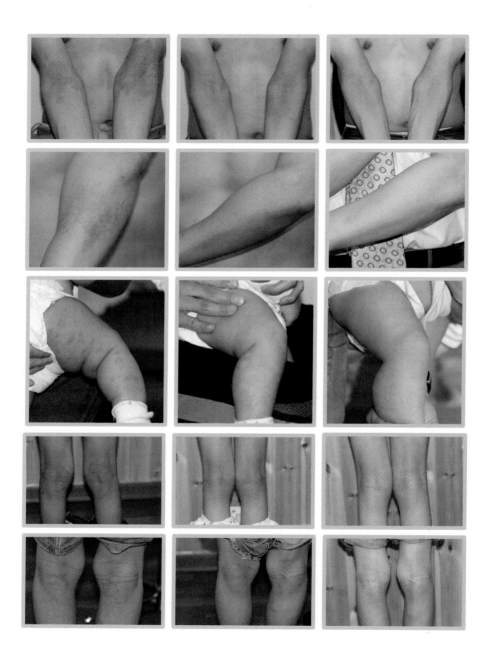

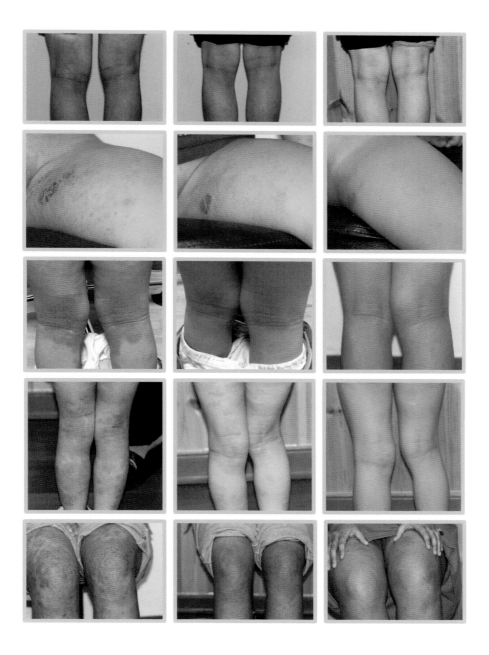

4) 손, 발

| 치료 전 | 치료 중 | 치료 후 |

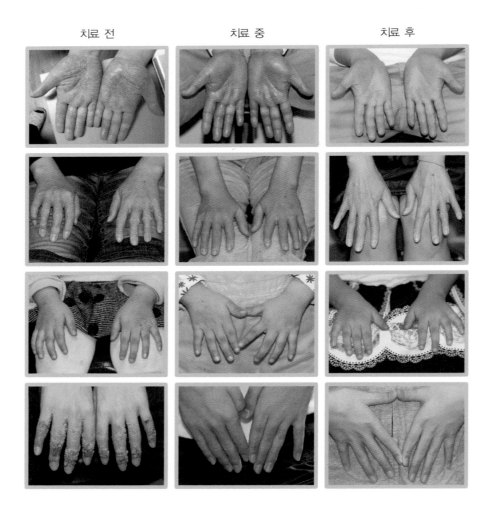

치료 전 　　　　　 치료 중 　　　　　 치료 후

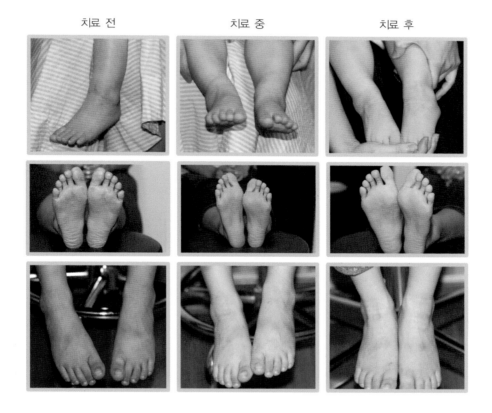

정확한 치료가 빠른 치료보다 중요하다

　진료실에 앉아 아토피를 앓고 있는 환자를 대하다 보면, 연민의 정도 생기고 정말로 목이 메고 눈물이 어른거리는 적이 참 많다. 게다가 예쁜 아기의 아토피가 오래도록 치료되지 않아 부부간에 서로가 힘들어하며, 급기야는 부부 사이까지 소원해지는 모습을 볼 때는 한의사로서 부끄럽기까지 하다. 또한 청장년이 성인아토피로 사회생활을 못 하고 집 안에만 있는 모습을 볼 때는 안타깝기 그지없다. 더구나 성인아토피는 현실적으로 양·한방 모두 제대로 치료할 수 있는 의료기관이 거의 없는 실정이며, 과거에는 어린아이들의 단순한 피부질환으로 알고 있던 아토피가 이제 성인에게서도 발병하는 골치 아픈 질환이 되었다. 성인아토피는 치료가 아주 어려운 난치성 질환이며, 치료가 잘 안 되는 요인 중에는 오랜 병력 기간으로 환자 자신이 아토피라는 질병에 대하여 모든 것을 알고 있다는 착각으로 자신을 비우지 못하고, 과거의 생활습관을 고수하는 까닭에 치료가 안 되는 모습에는 어찌할 바를 모르겠다. 2, 30년 동안 여러 방법으로 치료하고자 노력을 해 왔지만 아직껏 치료가 안 되었다면, 기존의 치료하던 이론이나 방법 등 무엇인가가 잘못된 것인데 이를 깨닫지 못하고 자기의 틀 속에 갇혀서 여전히 과거의 방식으로 치료하려 하는 모습에는 처연하기까지 하다. 자신을 비우고 새로운 체험을 한다는 각오로 치료에 도전한다면, 아토피는 분명 치료할 수 있는 질병이다.

아토피의 발병과 악화 원인은 크게 환경·유전·음식 등으로 볼 수 있지만, 환경적인 면에서는 천연 물질이 아닌 인간의 손길을 거친 현대적인 거의 모든 것이 아토피의 원인이라 할 수 있다. 음식도 퇴비나 인분을 거름으로 사용하면서 농약을 사용하지 않던 과거의 음식이 아니며, 근래에는 아무리 친환경적으로 농사를 짓는다고 해도 산업화와 공업화 현상으로 공기·수질·토양이 이미 오염되어 있다. 또한 식물이 자라는 데 절대적으로 필요한 햇빛마저도 오존층의 파괴로 더 이상 과거의 따뜻하면서 식물과 인간에 도움을 주는 햇빛은 아닌 것이다. 인체는 햇빛을 받아야만 피부가 건강해진다. 몸 밖의 상황으로는 우리가 활동하는 주변의 어느 곳이나 온통 시멘트로 둘러싸인 공간뿐으로 새집증후군, 새차증후군, 새책증후군, 새옷증후군이라는 말이 나올 정도로 차가운 독소를 뿜어내서 인체의 면역체계를 교란시키며, 이제는 그것도 모자라 헌집증후군이라는 말까지 나오는 것이 현실이다. 게다가 도시 전체가 아스팔트와 시멘트로 복개(覆蓋)되어 지기(地氣: 땅의 기운)가 땅 밖으로 나올 수 없는 도시에서는 땅의 기운을 받을 수조차 없다.

몸 안의 문제로 화학조미료와 식품첨가물이 함유된 음식이 문제이다. 우리나라의 아토피는 학교급식 같은 단체급식만 제대로 관리해도 많이 감소할 것이며, 특히 어린 학생들의 학교급식은 비용을 이유로 온갖 화학조미료와 식품첨가물 그리고 몸에 해로운 튀김류로 대부분 장식된다.

영양학적으로 성장기에 있는 청소년들에게는 하루의 권장 칼로리가 있어서 기름 종류를 많이 사용하지 않고는 맞출 수가 없다고 한다. 국가적 차원에서 경제적인 지원이 필요한 내용이고, 아마도 학교급식에 경제적 지원을 조금 더 해 주는 것이 아토피 치료에 들어가는 비용보다는 훨씬 경제적일 것이다. 내 아이에게 깨끗하고 안전한 먹을거리를 먹이겠다는데 반대할 부모는 없지 않겠는가?

어차피 아토피가 난치성 피부질환이고, 인체의 내부와 외부 환경이 복합적으로 작용하여 발병하고 악화되는 질병이지만, 우리가 살고 있는 환경과 이미 물려받은 유전적 소인은 나의 노력으로는 조절할 수 없는 부분이고, 따라서 유일하게 내가 조절할 수 있는 음식 부분에서 치료에 승부를 내야 한다. 현재 우리는 끔찍한 도시의 대기오염 속에서 유해한 건축폐기물과 폐타이어로 만들어진 시멘트로 지은 아파트라는 괴물 속에서 살고 있으며, 집 밖으로 나가면 각종 매연에 숨을 쉴 수조차 없다. 복잡해진 현대의 사회생활은 먹고살기 위해 옛날보다 수십 배로 머리를 쓰고 각종 스트레스에 시달려 가면서 살아가지만, 이 모두는 나의 힘으로 어쩔 수 없는 환경이다. 숨 쉬는 공기는 좋은 공기만 골라 호흡할 수 없으므로, 먹는 것만이라도 안전하고 깨끗하며 독성이 적은 음식을 골라 먹고자 함이다. 더구나 이제 앞으로는 과자류에 들어가는 옥수수 전분을 유전자가 변형된 GMO식품으로 수입한다는데, 그 피해는 누가 받고, 책임은 또 누가 질 것인가? 엄격히 말하면 유전자가 변형된 옥수수는, 모양은 옥수수이되 유전자가 다르니 옥수수가 아닌 것이다. 희귀한 돌연변이 식품이라고 해야 맞다. 광우병이 발견된 것도 얼마 안 됐는데, 이제 유전자 변형에 의한 먹을거리까지 신경 써서 선택하여 먹어야 하니 참으로 큰일이다.

이 모든 것의 결론은 결국은 문명 시대로 오면서 그동안 파괴했던 환경이 인류에게 복수를 하는 환경의 재앙이라고 볼 수 있으며, 그 열악한 환경 파괴의 속도를 늦추면서 오염된 환경에 인류가 적응해 가면서 살아갈 수밖에 없는 현실이 안타까울 뿐이다. 그나마 환경을 파괴하는 속도를 늦추고자 힘쓰는 녹색 운동이 일어나는 것은 참으로 다행스러운 일이다.

아토피 치료는 난무하는 수많은 치료방법 때문에 더욱 어렵다. 치료약이 많다는 것은 그만큼 치료가 어려운 난치성 질환이라는 이야기이고, 치료약이 적은 질환은 치료가 아주 잘되는 질환임을 의미한다고 볼 수 있다. 이 책에서 살펴본 바와 같이 아토피라는 자가면역성 질환은 치료가 아주 어렵기 때문에, 다양한 방법으로 소개되는 수많은 치료 방법과 관리를 위한 난무하는 수많은 제품의 홍수 속에서 환자들의 고통은 형언하기 어렵다. 나에게 적합한 치료 방법을 찾지 못하는 가운데, 환자들은 빠르고 신속한 효과를 볼 수 있는 치료법을 찾기 마련이다. 스테로이드를 사용하는 치료를 찾는 것이 그러한 마음을 표현하는 하나의 방법이다. 하지만 어려운 질환일수록 시간이 소요되더라도 보다 근본적인 치료를 찾아야 한다. 일시적인 치료로 잠시 고통만 줄여 놓으면 언제인가 다시 발현해서 우리를 괴롭힐 것이다. 빠른 치료보다는 정확한 치료를 해야 질병의 고통에서 벗어나 정상적인 활동을 할 수 있다. 이것은 아토피, 건선, 습진, 태열 등의 난치성 피부질환뿐만 아니라 모든 질병의 치료에 해당된다. 세상 이치라는 것이 너무 빨리 진행되는 일은 시간이 지나면 부작용이 생기며, 거의 항상 문제가 생긴다. 토끼와 거북이의 우화처럼 조금은 늦더라도 차근차근 한 걸음씩 앞으로 꾸준히 나간다면 결국은 실패 없이 그 일을 마무리하여 최종에는 승리할 수 있다. 아토피의 치료 과정 중에 각질이 수없이 생성과 탈락을 반복할 때는 정말이지 대패로 피부를 한 겹 벗겨 냈으면 좋겠다는 생각마저 들곤 한다. 하지만 벗겨 내는 것만이 능사가 아니고, 정확한 치료는 피부 속에서 새살이 차오르면서 저절로 한 겹씩 피부의 각질이 탈락해야 한다는 것이다. 각질의 탈락이 반복될수록 피부는 얇아지고 점점 부드러워지며, 새살이 나와서 윤기 있는 피부로 된다. 다시 한 번 말하지만, 일시적인 효과에 현혹되어 근본적인 면역기능을 호전시키는 치료를 하지 않는다면 두고두고 후회할 일만 있을 뿐이다. 빠른 효과를 볼 수 있는 치료보다는 정확한 치료가 최우선이다. 급할수록 돌아가는 마음의 여유가 필요하다.

1961년 충북 음성 출생
1987년 경희대학교 한의과대학 졸업
1991년 신창한의원(영등포) 개원
1992년 경희대학교 한의과대학원 한의학 석사학위 취득(본초학)
1998년 한국과학기술연구원(KIST) 박사학위 취득
1998년 경희대학교 한의과대학원 한의학 박사학위 취득(본초학)
2007년 전국 한의학학술대회 논문 발표(삼성동 코엑스)
      (제목: 화식면역요법을 이용한 아토피성피부염의 치료)
2009년 대한한방소아과학회지(Vol.23. No.3) 논문 발표
      (제목: LLLT가 아토피피부염의 증상 완화에 미치는 영향)
전) 세명대학교 한의과대학 겸임교수(본초학, 방제학)
    한림대학교 의과대학 외래교수
현) 경희대학교 한의과대학 외래교수(방제학)
    서울특별시의 '아토피 없는 서울(Atopy Free Seoul)' 프로젝트 한방부문 협력기관
    네이버 지식in 의료상담 한의사(한방 피부과, 안이비인후과)
    경희대학교 한의과대학 임상교육협력기관
    신창피부과학연구소 소장
    신창한의원 대표원장 겸 강남점 원장

도움 주신 분들(신창한의원) ───────────────────

 화곡점 - 이종석한의원(이종석 박사)

 부평점 - 송산한의원(강신인 박사)

 부평점 - 송산한의원(조일현 박사)

 청주점 - 동방한의원(이상범 박사)

 조치원점 - 제중한의원(이태현 원장)

 대구점 - 지산누가한의원(김수근 원장)

▌아토피전문 신창한의원
www.scdoctors.co.kr

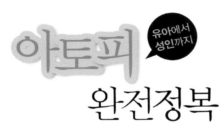

완전정복

화식면역요법으로치료하자!!

초판인쇄 | 2010년 7월 9일
초판발행 | 2010년 7월 9일

지 은 이 | 윤종성
펴 낸 이 | 채종준
펴 낸 곳 | 한국학술정보㈜
주   소 | 경기도 파주시 교하읍 문발리 파주출판문화정보산업단지 513-5
전   화 | 031) 908-3181(대표)
팩   스 | 031) 908-3189
홈페이지 | http://ebook.kstudy.com
E-mail | 출판사업부 publish@kstudy.com
등   록 | 제일산-115호(2000. 6. 19)

ISBN 978-89-268-1166-5 03510 (Paper Book)
      978-89-268-1167-2 08510 (e-Book)

이담 는 한국학술정보(주)의 지식실용서 브랜드입니다.